Myome

Karin Schönig

FrauenGesundheitsZentrum e.V. (Hrsg.)

Das Wichtigste zuerst

Myome sind gutartige Gewächse. Wenn Sie die Diagnose hören, haben Sie alle Zeit der Welt, sich zu informieren. Sie können sich in Ruhe überlegen, ob Sie etwas tun wollen: Vom Abwarten und Tee trinken bis hin zu einer Operation stehen Ihnen viele Wege offen.

Annäherung

Sie halten diese Broschüre in Händen, weil Sie Informationen zu Myomen finden möchten. Vielleicht haben Sie gerade erst erfahren, dass Sie ein Myom haben, und wissen noch wenig über die verschiedenen Möglichkeiten, damit umzugehen. Vielleicht haben Sie sich unter Druck gefühlt, schnell eine Entscheidung zu treffen oder Angst bekommen, Ihre Gebärmutter zu verlieren. Oder Sie haben im Internet gesurft und eine Fülle verschiedener Informationen bekommen, die nicht so leicht überschaubar sind. Sie suchen nach Möglichkeiten, zu einer eigenen Einschätzung zu gelangen. Das ist das Beste, was Sie für sich tun können. Nehmen Sie sich Zeit und machen Sie sich kundig. Es gibt viele verschiedene Wege, die Ihnen für einen Umgang mit Myomen offen stehen. Wenn Sie diese Wege kennen, können Sie schauen, welcher Sie anspricht.

Es ist meine Erfahrung aus den Gesprächen mit Frauen, dass es sie entlastet, möglichst genau Bescheid zu wissen. Es kann ein Gefühl von Erleichterung oder auch Befreiung bedeuten und gibt mehr Sicherheit. Und es ist ein wesentlicher Teil eines freundlichen Umgangs mit sich selbst: Verantwortung zu übernehmen für das eigene Wohlbefinden.

Gebärmuttermyome sind häufig und etwas ganz Normales. Ungefähr eine von drei Frauen im Alter zwischen 30 und 60 Jahren hat welche. Myome sind keine Krankheit und sie sind gutartig. Viele Frauen können gut mit ihnen leben. Es ist spätestens dann sinnvoll, Myome zu behandeln, wenn sie Beschwerden verursachen, mit denen Sie sich nicht arrangieren wollen oder können. Der Orientierungspunkt dabei ist die Lebensqualität. Es ist nicht entscheidend, dass Sie ein Myom haben oder wie groß es ist, sondern dass es Ihnen möglichst gut geht damit, wie es ist. Dafür gibt es kein Patentrezept, wohl aber Erfahrungen und Anregungen. Die möchte ich mit dieser Broschüre an Sie weitergeben.

Außerdem finden Sie Informationen über die körperlichen Grundlagen. Ich gehe davon aus, dass sich die Kraft, die ein Myom wachsen lässt, aus verschiedenen Quellen speisen kann. Da ist zum einen die Seele, und das Myom ist ein Hinweis auf ein Thema, das erkannt oder ernst genommen werden will. Sicher ist es auch eine hormonelle Geschichte, und manchmal spielt Vererbung eine Rolle, Ernährungsgewohnheiten oder Umweltbedingungen.

Sie finden Behandlungsmethoden aus der Schul- und der Komplementärmedizin sowie weitere Alternativen. Letztlich wissen wir nicht wirklich, was genau Myome veranlasst zu wachsen beziehungsweise damit aufzuhören.

So haben Sie die Wahl. Gut informiert und mit einem offenen Ohr für Ihr eigenes Körperwissen können Sie sich entscheiden, was Sie jetzt für sich tun wollen.

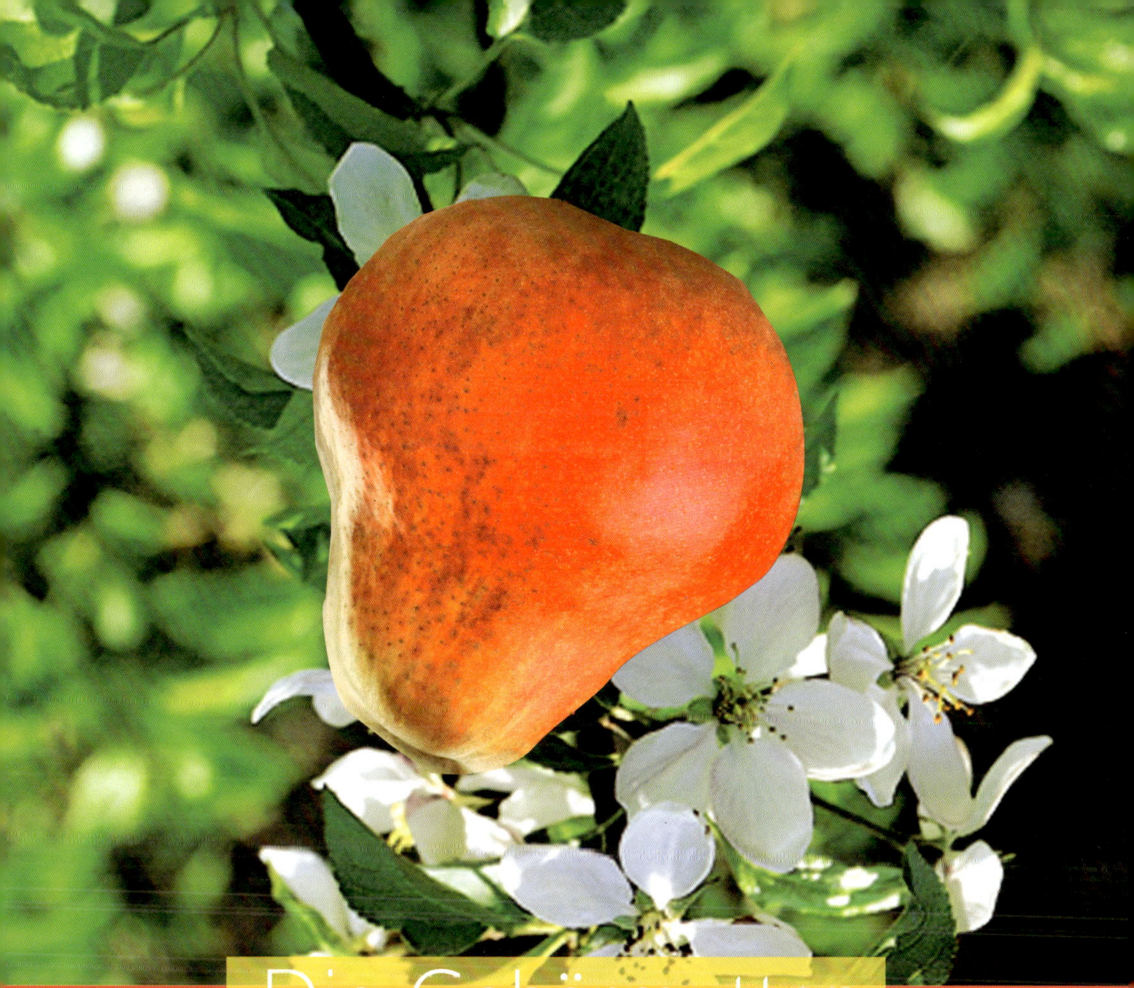

Die Gebärmutter

Im ursprünglichen Zustand hat die Gebärmutter die Form einer kleinen Birne, ist 7 bis 9 cm groß und wiegt 50 - 80 Gramm.

Der Ort: Die Gebärmutter

Knapp oberhalb des Venusbeins

Die Gebärmutter (Uterus) liegt im unteren Bauchraum im kleinen Becken. Wenn Sie eine Vorstellung bekommen möchten, wo das ist, legen Sie Ihre Finger knapp oberhalb Ihres Venusbeins (früher: „Scham"bein genannt) auf den unteren Bauch. Dort ungefähr sitzt die obere Wölbung der Gebärmutter, Fundus genannt.

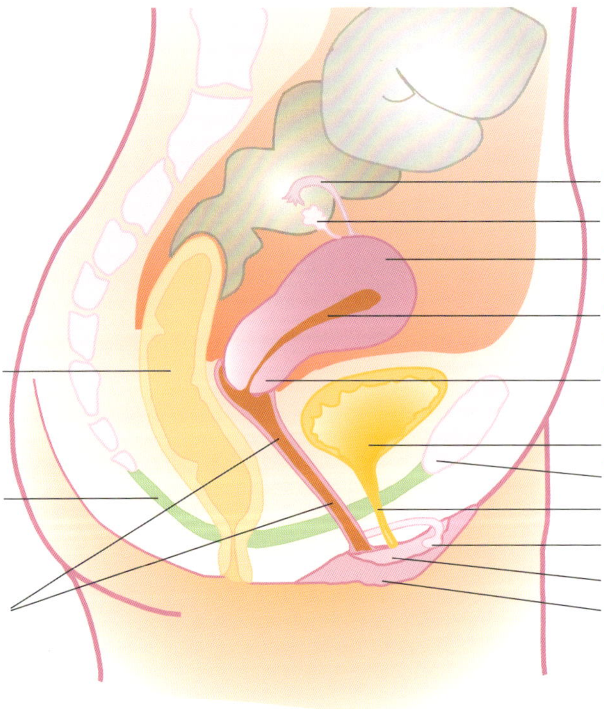

Größe und Form einer kleinen Birne

Im ursprünglichen Zustand hat die Gebärmutter die Form einer kleinen Birne, ist 7 bis 9 cm groß und wiegt 50 – 80 Gramm. Der dickere Teil zeigt nach vorne - Richtung Bauch - und leicht nach oben, der schmalere Bereich nach unten und hinten. So ist sie hier auf dem Bild zu sehen. Manchmal ist die Gebärmutter auch nach hinten gelagert, eine Variante, die genauso in Ordnung ist.

Die oberen zwei Drittel heißen Gebärmutterkörper (Corpus), das untere Drittel Gebärmutterhals (Zervix). Er reicht in die Scheide (Vagina) hinein und bildet ihre obere Begrenzung. Sie können ihn tasten, wenn Sie mit dem Finger in die Vagina gehen. Der innere Raum heißt Gebärmutterhöhle (Cavum uteri). Er ist spaltförmig.

Gebärmutterkörper

Gebärmutterhals

Gebärmutterhöhle

Am oberen Ende der Gebärmutter gehen die beiden Eileiter ab. Unter deren trichterförmigen Öffnungen sitzen die Eierstöcke. Sie haben die Form einer Mandel und sind ungefähr 3 bis 4 cm groß. In ihnen reifen die Eier heran und hier werden die Geschlechtshormone Östrogen und Progesteron gebildet.

Die Gebärmutter wird durch die Arteria uterina mit Blut versorgt. Diese Arterie übernimmt gleichzeitig auch einen Teil der Blutversorgung der Eierstöcke.

Blutversorgung

Der Aufbau der Gebärmutter

Die Gebärmutter besteht aus drei Schichten. Die äußere Schicht ist glatt und dünn. Sie ist Teil des Bauchfells und heißt Serosa. Ihre Aufgabe ist der Schutz der Gebärmutter und die Trennung von den Nachbarorganen. Am Gebärmutterhals, also am unteren Teil, befindet sich kein Bauchfell, sondern eine Bindegewebsschicht. Sie verbindet die Gebärmutter mit der Vagina, der Blase und dem Darm.

Die äußere Schicht: Serosa

Die mittlere Schicht ist die Gebärmutterwand (Myometrium). Sie besteht aus Bindegewebe und glatten Muskelfasern, die sich vom oberen Gebärmutterteil, dem Fundus, bis nach unten zum Gebärmutterhals ziehen.

Die mittlere Schicht: Gebärmutterwand (Myometrium)

Die innere Schicht ist die Schleimhaut, Endometrium oder Mucosa genannt. Während jedes Menstruationszyklus baut sie sich auf und blutet mit der Menstruation wieder ab, sofern sich kein befruchtetes Ei eingenistet hat.

Die innere Schicht: Schleimhaut, Endometrium

Die Bedeutung der Gebärmutter

Die Gebärmutter ist für viele Frauen ein ganz wichtiger Teil ihres Körpers

Die Gebärmutter ist circa 40 Jahre im Leben einer Frau ein Ort, wo sich rhythmisch etwas verändert. Unter dem Einfluss der Geschlechtshormone baut sie zyklisch Schleimhaut auf und stößt sie wieder ab. Frauen können ihre Gebärmutter auch beim Sex beziehungsweise beim Orgasmus spüren. Die Gebärmutter ermöglicht (oder auch nicht), dass sich ein befruchtetes Ei einnistet und an den Blutkreislauf der Frau anschließt – die Frau ist schwanger und ein Kind kann entstehen. Daneben übernimmt die Gebärmutter weitere organische Funktionen im Körper, wie zum Beispiel die Bildung von Gewebshormonen oder Wachstumsfaktoren sowie andere Aufgaben, die uns noch nicht genau bekannt sind.

Sie hat unabhängig vom Zyklus weitere organische Funktionen

Die Gebärmutter hat für viele Frauen einen hohen symbolischen Wert

Jede Frau hat ihre eigene Geschichte mit ihrer Gebärmutter. Viele Frauen empfinden die Gebärmutter als ihre Mitte, verbinden mit ihr Frau-Sein, Ganz-Sein. Sie ist für einige – manchmal ist es ihnen gar nicht bewusst – auch ein Organ, mit dem sie etwas ausdrücken, so wie andere Menschen in belastenden Situationen mit Magenschmerzen oder Rückenbeschwerden reagieren.

Die Gebärmutter in der Geschichte

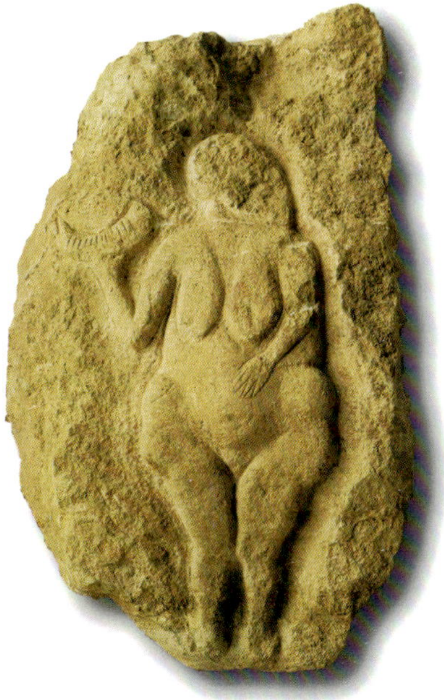

Frau mit dem Mondhorn, Laussel, Dordogne, um 25.000 v.u.Z.

Es gab eine Zeit, in der Frauen ein höheres Ansehen genossen als heute. Die ersten figürlichen Darstellungen von Menschen sind Frauen, die Vor- und beginnende Frühgeschichte erscheint ganz klar weiblich. Wie dort die Gebärmutter gesehen und behandelt wurde, können wir nicht genau wissen. Es gibt Hinweise, dass sie geehrt und gefeiert wurde. Bis heute gibt es Gesellschaftsformen, die matrilinear organisiert sind, die Erbfolge von der Mutter zur Tochter geht, Frauen das Clanoberhaupt sind und die Entscheidungen über Ressourcen treffen. Stellen wir uns vor, wir wären aufgewachsen in einer Umgebung, die das weibliche Geschlecht heiligt, die Stärke und Schönheit und das Sein von Mädchen und Frauen selbstverständlich preist, den weiblichen Zyklus und seine Potenz freudig verehrt. Wie wurden wir durch das Leben gehen?

Ein düsteres Kapitel

Wenn wir auf die europäische Kultur seit Beginn der schriftlichen Überlieferungen zurückschauen, hatte es die Gebärmutter zu keiner Zeit leicht. Sie ist ein Symbol dafür, wie Frauen in einer patriarchal geprägten Gesellschaft gesehen wurden und teilweise nach wie vor werden.

Aristoteles betrachtete die Gebärmutter als ein Gefäß, das den Samen – ein vollständiges, winzig kleines Kind, das nur noch wachsen musste – vom Mann aufnahm. Im griechischen heißt Gebärmutter Hystera. Die Bezeichnung „Hysterie" hängt eng damit zusammen: Plato dachte, wie andere nach ihm, dass die Gebärmutter im Körper herumwanderte und dabei verschiedene Beschwerden hervorrufen konnte. Im Kopf angekommen, wurde die Frau: hysterisch. Insgesamt wurde die Frau als körperlich und seelisch schwach angesehen. Darin drückte sich eine grundlegende Wertigkeit aus: Die Fähigkeit und Potenz von Frauen, in einem monatelangen Prozess aus einer befruchteten Eizelle ein Kind zu machen, wurde der größeren Muskelkraft der Männer – hier geht es um Kämpfen und Töten – untergeordnet. Das ist eine interessante Konstruktion zuungunsten der Frauen.

Ermordung heilkundiger Frauen im Mittelalter

Die christliche Kirche brachte mit der angeblichen moralischen Unterlegenheit der Frau einen neuen Faktor ins Spiel. Die Kirche hat auch die Ermordung von Millionen heilkundiger Frauen als Hexen im Mittelalter zu verantworten. Damals verfügte sie auch, dass Heilkunde nur ausüben durfte, wer studiert hatte – was Frauen natürlich verboten war. So geriet die Frauenheilkunde in Männerhände.

Operative Entfernungen der Gebärmutter wurden seit dem 19. Jahrhundert versucht. Ende des 19. Jahrhunderts lebte noch einmal die Vorstellung auf, die Hysterie stünde mit Lageveränderungen der Gebärmutter in Verbindung.

Die herrschende Operationswut

Bis Mitte des letzten Jahrhunderts war es üblich, die Gebärmutter so zu entfernen, dass der Gebärmutterhals an seinem Platz blieb. Dann ermöglichte der medizinische Fortschritt (Antibiotika, Narkoseverfahren, Blutkonserven) ein sicheres Entfernen der gesamten („totalen“) Gebärmutter. Man hoffte, so einer möglichen Erkrankung an Gebärmutterhalskrebs vorzubeugen. Die Entfernung der gesamten Gebärmutter wurde zur gängigen Methode und mit dem schrecklichen Begriff „Totaloperation“ versehen. Circa 50 Jahre lang wurden in Deutschland in einer wahren Operationswut extrem viele Gebärmütter entfernt. Anfang der 1990er-Jahre leisteten die Frauenärztin Barbara Ehret-Wagener und die Frauengesundheitszentren Pionierarbeit, indem sie diese Praxis anprangerten und 4 von 5 Gebärmutterentfernungen als medizinisch nicht notwendig beschrieben *(vgl. Ehret-Wagener 1994).*

Gute Zahlen lieferte der „Bremer Frauengesundheitsbericht" im Jahr 2001: Jede 4. Frau zwischen 40 und 70 Jahren in Bremen hatte keine Gebärmutter mehr, bei den 65- bis 69-Jährigen waren es 40%, also 4 von 10 Frauen. *(vgl. Der Senator für Arbeit, Frauen... 2001).*

Studienergebnisse

Ein ähnliches Bild zeigt die „Studie zur Gesundheit Erwachsener in Deutschland" für die Jahre 2008 – 2011. Sie unterscheidet nach dem Wohnort. So hatten in Deutschland im Jahr 2011 43% der Frauen im Alter zwischen 70 und 79 Jahren keine Gebärmutter mehr, wenn sie 1988 im Gebiet der alten Bundesrepublik gelebt hatten, und 27% der Frauen, wenn sie in der DDR gelebt hatten *(vgl. Robert Koch-Institut (RKI) 2009; Prütz 2014).*

Es wird zuviel operiert

Warum wird dieses Organ so oft entfernt? Wie kann es zu solchen Zahlen kommen? Es ist vor dem Hintergrund der alten und der jüngeren Geschichte zu verstehen: Zwischen Mitte der 1960er und Mitte der 1970er-Jahre verdreifachte sich in der BRD die Zahl der FrauenärztInnen* und von 1976 bis 1997 verdoppelte sie sich noch einmal *(vgl. Lau 1981, in Stratenwerth 1994; Schindele 2000).* Alle diese GynäkologInnen haben damals Medizin studiert in einem Geist, in dem die Gebärmutter als „Fruchthalter" abgewertet wurde. Immer gab es auch Unterschiede: Frauenärztinnen verordneten seltener eine Gebärmutterentfernung als ihre männlichen Kollegen. Je höher die FrauenärztInnendichte war und die verfügbare Krankenhausbettenzahl, umso mehr wurde operiert. Ehefrauen von Ärzten hatten halb so oft eine Gebärmutterentfernung wie andere Frauen.

**Zur Schreibweise: Der leichteren Lesbarkeit wegen verwende ich für Personengruppen die Form mit dem großen „I" verbunden mit dem weiblichen Artikel, also „die ÄrztIn, die PsychologIn...". Gemeint sind damit durchgängig alle Geschlechter bzw. Identitäten.*

Es fehlt gute Forschung

Diese Faktoren relativieren sich allmählich. Inzwischen geht die Rate von Gebärmutterentfernungen zurück. Es gibt aber immer noch viele unnötige Gebärmutterentfernungen, und es gibt auch viele unnötige Myomentfernungen. Und es mangelt – anders als bei der weiblichen Brust – extrem an systematischer Forschung zu Myomen und zur Gebärmutter *(vgl. EWHNET 2000; Prütz 2013).*

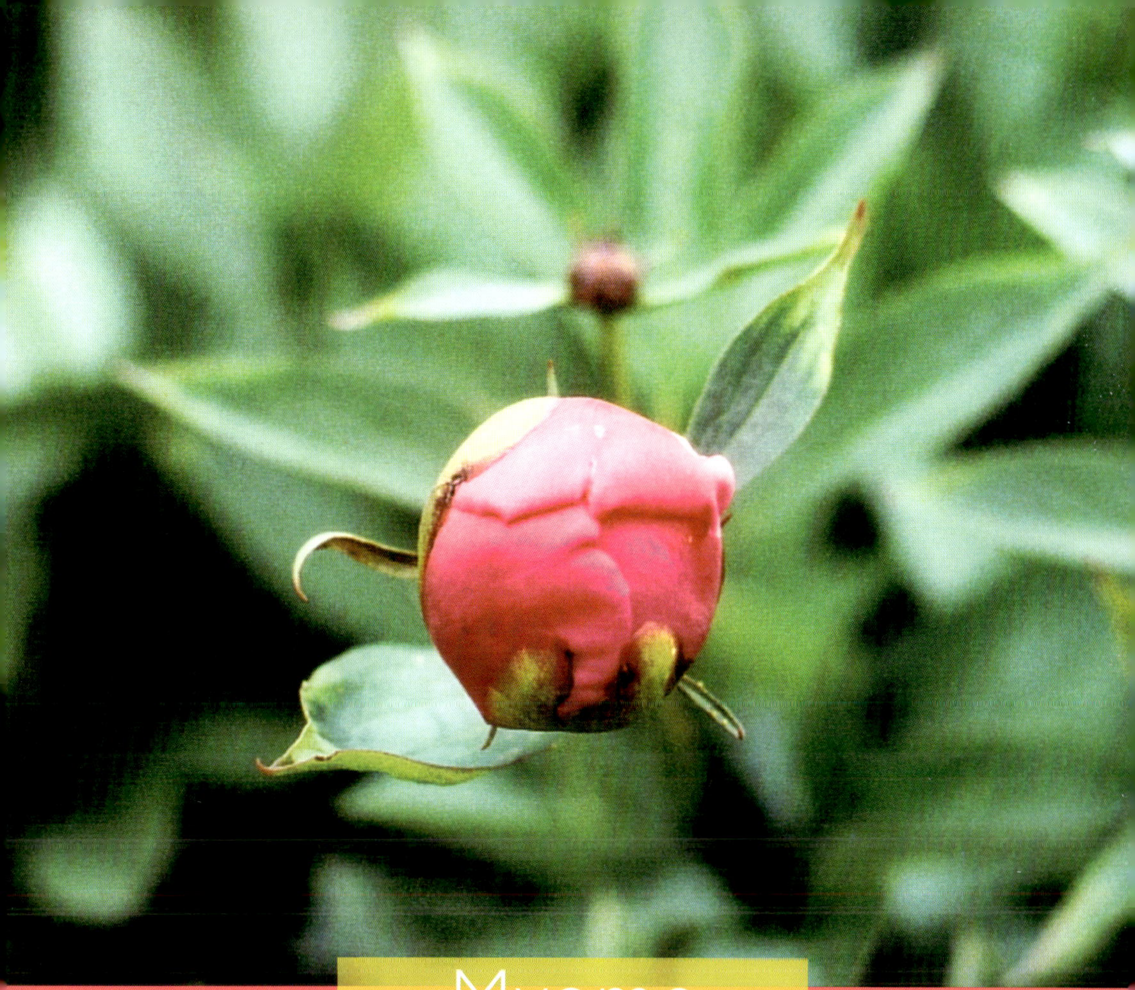

Myome

Myome

Was sind Myome

Myome sind gutartige Gewächse an oder in der Gebärmutter. Sie bestehen aus Muskelzellen und mehr oder weniger Bindegewebe.

Wie entstehen sie

Sie entstehen, wenn normale Muskelzellen zu wachsen beginnen. Zwischen den einzelnen Muskelzellen lagert sich Bindegewebe ein. Ein Knötchen – das Myom – entsteht. Es kann wieder aufhören zu wachsen, manchmal auch schrumpfen oder richtig groß werden. Oft ist nicht ein einzelnes Myom vorhanden, sondern mehrere.

Wir können Myome unterscheiden nach dem Ort, an dem sie wachsen.

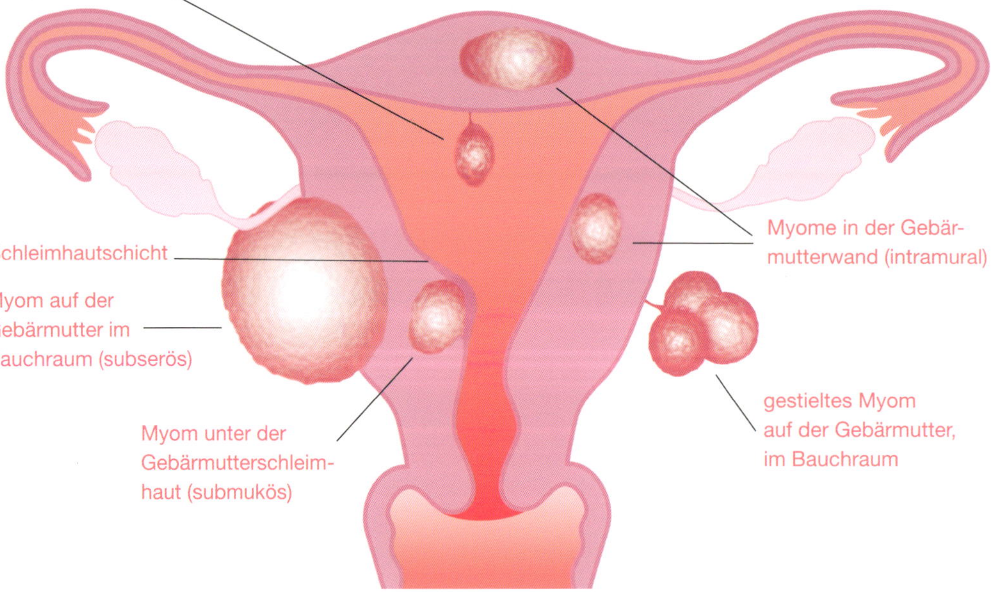

subserös

Subseröse Myome wachsen direkt unter (sub) der äußeren Hülle der Gebärmutter (Serosa). Sie bilden eine Ausbuchtung nach außen.

intramural

Am häufigsten sind intramurale Myome. Sie wachsen direkt in (intra) der Wand (Murus) der Gebärmutter. In diesen Fällen wächst meistens die Muskelschicht mit – sie wird dicker.

Submuköse Myome wachsen in der Gebärmutter direkt unter (sub) der Schleimhaut (Mucosa) und wölben sie Richtung Gebärmutterhöhle vor.

submukös

Wenn sie, was sehr selten vorkommt, außen in (intra) die Bänder (Ligamenti) und das Bindegewebe wachsen, die zusammen die Gebärmutter halten, heißen sie intraligamentär.

intraligamentär

Wachsen Myome in den oberen zwei Dritteln der Gebärmutter heißen sie Corpusmyome, im unteren Drittel Zervixmyome.

Manche der Myome, die nach außen oder innen wachsen, haben nur eine mehr oder weniger schmale Verbindung zur Gebärmutter, ähnlich wie ein Apfel mit dem Ast. Sie heißen dann gestielte subseröse - wenn sie nach außen wachsen - bzw. gestielte submuköse Myome – wenn sie Richtung Gebärmutterhöhle wachsen.

gestielt

Wie werden Myome festgestellt

Oft findet die ÄrztIn Myome bei einer Routineuntersuchung. Größere Myome kann sie mit ihren Händen tasten, kleinere bei einer vaginalen Ultraschalluntersuchung entdecken.

Tastuntersuchung und vaginaler Ultraschall

Wodurch entstehen Myome

Wir wissen nicht wirklich, wie es kommt, dass Myome wachsen oder auch wieder damit aufhören. Myome haben unterschiedliche genetische Ausstattungen – das bedeutet wahrscheinlich, dass die Wege, wodurch sie entstehen, ebenfalls unterschiedlich sind.

Ursache unbekannt

Eines ist sicher: Ihr Wachstum steht in Zusammenhang mit den weiblichen Geschlechtshormonen. Vor der Pubertät und nach den Wechseljahren entstehen keine Myome.

Sie brauchen Geschlechtshormone zum Wachsen

Die Gebärmutter hat Rezeptoren, das sind Andockstellen, für die Hormone Östrogen und Progesteron. In den Myomen ist die Anzahl der Rezeptoren höher als in ihrer Umgebung. Mit den Wechseljahren verringert sie sich sehr.

Der weibliche Zyklus mit Blick auf die Gebärmutter

Erste Zyklushälfte: Vom ersten Zyklustag an - das ist der Beginn der Menstruationsblutung - werden zentral im Gehirn die Hormone FSH (Follikel stimulierendes Hormon) und LH (Luteinisierendes Hormon) gebildet. Hormone sind Botenstoffe, sie übermitteln Nachrichten. Das FSH bewegt die Eierstöcke dazu, Eier reifen zu lassen und das Hormon Östrogen zu produzieren. Das Östrogen wiederum gibt die Information an die Gebärmutterschleimhaut, sich dicker aufzubauen, und bewirkt einen Abfall an FSH. Nach knapp zwei Wochen steigt die LH-Menge rapide an, das Östrogen fällt ab und kurz darauf „springt“ das reifste Ei aus seiner Hülle im Eierstock.

Zweite Zyklushälfte: In den nächsten Tagen wandert es allmählich durch den Eileiter bis in die Gebärmutter. Das LH regt das Bläschen, aus dem das Ei gesprungen ist, dazu an, sich in den Gelbkörper umzuwandeln. Der Gelbkörper produziert das Gelbkörperhormon, auch Progesteron genannt. Es bewirkt einen Umbau der Gebärmutterschleimhaut. Sofern die Eizelle nicht mit einer männlichen Keimzelle – Spermium – verschmolzen ist und eine Schwangerschaft begonnen hat, geht nach ungefähr 10 Tagen die Progesteronherstellung zur Neige. Dadurch kommt es einige Tage später zur Menstruation: Drüsen und Gefäße in der Gebärmutter öffnen sich, die aufgebaute Schleimhautschicht löst sich ab und Schleim und Blut fließen durch die Vagina aus dem Körper.

Zum Weiterlesen: Beckermann 2001.

Erklärungsversuche

Wo Wissen (noch) fehlt, gibt es Erklärungsversuche:

Genetische Faktoren

Das Wachstum von Myomen ist anlagebedingt. Myome treten familiär gehäuft auf, aber nicht alle Töchter von Müttern mit Myomen bekommen selbst auch welche. Es wird also nicht direkt weitergegeben und bedarf weiterer Faktoren, damit ein Myom entsteht.

Hormonelle Faktoren

Es steht fest, dass Geschlechtshormone zur Entstehung von Myomen notwendig sind. In den Myomen gibt es mehr Rezeptoren für Östrogen und Progesteron als in der Gebärmutter an sich. Über die Wirkung der Hormone im Einzelnen gibt es mehrere Theorien:

Östrogen

Die älteren benennen ausschließlich das Östrogen – ein Zuviel davon lasse Myome wachsen. In fast allen Fachartikeln zu Myomen ist diese Aussage zu finden. Eine andere Theorie vermutet ein übermäßiges Ansprechen bestimmter Muskelbereiche der Gebärmutter auf das Östrogen.

Progesteron

Die jüngeren Ansätze beziehen auch das Progesteron mit ein. Dieses Phänomen ist in der Hormondebatte allgemein zu beobachten. Während früher der Blick vor allem auf das Östrogen gerichtet war und seine altersabhängige Abnahme für viele Symptome verantwortlich gemacht wurde – allen voran die Wechseljahresbeschwerden – wird heute auch das Progesteron als Einflussfaktor diskutiert. Dabei ist die Bedeutung des Progesterons für das Wachstum von Myomen uneindeutig.

Östrogendominanz

Ein Ansatz geht davon aus, dass nicht die absolute Östrogenmenge, sondern die Relation zwischen Östrogen und Progesteron der springende Punkt ist. Wenn im Verhältnis der beiden zueinander zu viel Östrogen bzw. zu wenig Progesteron vorhanden ist, dann besteht eine Östrogendominanz und dies kann das Myomwachstum anregen.

Verhältnis von Östrogen und Progesteron

Gleichzeitig gibt es Hinweise, dass das Progesteron ein Wachstum von Myomen auch befördern kann, jedoch schwächer als das Östrogen. Das muss kein Widerspruch sein: Wir können uns das Progesteron als eine Art Gegenspieler des Östrogens vorstellen. Wenn viel Östrogen und wenig Progesteron da ist, kommt das Östrogen ungebremst zur Wirkung. Eine passende Erhöhung der Progesteronmenge kann dann einen Ausgleich schaffen und die Östrogenwirkung abschwächen. In einer anderen hormonellen Situation kann das Progesteron hingegen wachstumsfördernd wirken. Frauenärztinnen, die viel Erfahrung mit Progesteronanwendungen haben, kennen das Phänomen: Progesteron kann, als Medikament verabreicht, abhängig von der Menge dieselben Beschwerden lindern oder hervorrufen.

Neuer ist die Sichtweise, die das Zusammenspiel von den Geschlechtshormonen Östrogen und Progesteron mit anderen Stoffen, Wachstumsfaktoren und weiteren Hormonen bei der Myomentstehung betrachtet. Das hormonelle Geschehen ist sehr komplex und zu weiten Teilen letztlich unverstanden. Es besteht ein großer Klärungsbedarf.

Psychische Faktoren

Aus der Arbeit mit Frauen wissen wir, dass psychisches Geschehen, (unterdrückte) Wünsche oder Gefühle, innere Konflikte, Glaubensmuster, Einstellungen, bewusst oder auch nicht, subjektiv zum Myomwachstum beitragen können. Diese psychosomatische Sichtweise erweitert das mechanistische Verständnis vom Menschen, in dem körperliche Beschwerden Funktionsstörungen sind, um die psychische Dimension. Hier rückt die Frau als Ganze in den Blickpunkt, nicht allein das Myom oder das Organ Gebärmutter. Es gibt sehr unterschiedliche Einschätzungen darüber, wie groß der psychosomatische Anteil bei der Entstehung von Myomen ist. Hier ist es wichtig, psychosomatische Vorgänge nicht mit Schuld zu verwechseln. Es ist ein normaler Vorgang, dass sich äußere Einflüsse und psychisches Geschehen körperlich ausdrücken können – ohne Körper gibt es keine Gefühle.

Die gesellschaftliche Dimension darin

Zu einem umfassenden Verständnis von Psychosomatik gehört es, auch den gesellschaftlichen Hintergrund zu berücksichtigen. Um Frauen verstehen zu können, müssen wir auch ihre Lebenszusammenhänge sehen - die individuelle Geschichte und den gesellschaftlichen Kontext, in dem sie stattfindet. Alle Frauen sind mit Bildern von Weiblichkeit konfrontiert – bewusst oder nicht – und müssen sich dazu verhalten. Konflikte zwischen der weiblichen Rolle und den eigenen Bedürfnissen werden oft im Körper spürbar. Oder, wie es eine alte Parole der Frauenbewegung so schön auf den Punkt bringt: „Das Persönliche ist politisch".

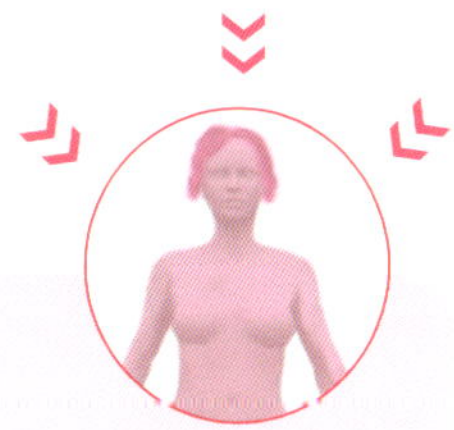

Umweltgifte

Es gibt über 100.000 verschiedene Chemikalien. Sie können teilweise unerwünschte Wirkungen in der Umwelt oder im Körper entwickeln. Grob geschätzt sind 2.000 von ihnen endokrin wirksam, d.h. sie können wie Hormone wirken oder hormonelles Geschehen beeinflussen. Sie werden Umwelthormone, Xenohormone (xeno = fremd) oder Endokrine Disruptoren genannt. Ein Beispiel ist Bisphenol A (BPA). Sie ist mit die meistbenutzte Chemikalie in Deutschland und macht Kunststoffe weich und elastisch, z.B. die Folie der Käseverpackung oder die Plastikdose.

Die BPAs „wandern" aus dem Kunststoff in die Nahrung und gelangen so in den Körper und wirken dort ganz unterschiedlich. Zellen, die mit endokrinen Disruptoren belastet sind, teilen sich schneller. Während der Schwangerschaft beispielsweise wirken die BPAs auf den weiblichen Embryo ein und erhöhen so die Wahrscheinlichkeit, dass Jahrzehnte später die dann erwachsene Frau Myome bekommt.

Die Forschung hierzu ist aufwändig und methodisch nicht einfach durchzuführen. Deutschland hat zudem die größte Chemieindustrie Europas und eine dem entsprechende Lobbypolitik, das wirkt sich aus.

Die Entstehung von Myomen ist komplex

Ich denke, dass eine Integration der verschiedenen Ansätze der Symptomatik Myom und den vielen, vielen Frauen, die damit zu tun haben, am ehesten gerecht wird und die Wirkung der Faktoren unterschiedlich verteilt ist. Im Wissenschaftsdeutsch wird das kleine Wortungetüm „biopsychosozial" für ein solches Verständnis verwendet. Es mag bei manchen Frauen eine genetische Bereitschaft geben, die sich einfach durchsetzt oder die unter bestimmten Bedingungen, zum Beispiel Ernährung oder hormoneller Situation, zum Tragen kommt oder eben nicht. Die hormonelle Situation wiederum kann beeinflusst werden vom Alter, von emotionalen Befindlichkeiten, von der Ernährung oder von Umwelteinflüssen. Alle diese Punkte werden auch von gesellschaftlichen Bedingungen beeinflusst. Und alle Faktoren können zusammenspielen.

Wie viele Frauen haben Myome

Vorsichtige Schätzung: in Mitteleuropa eine von drei Frauen

Die Zahlenangaben in der Literatur liegen weit auseinander. Sie bewegen sich zwischen 10 Prozent und bis zu 80 Prozent für Frauen weißer Hautfarbe. Wie lassen sich derart unterschiedliche Aussagen erklären? Zum einen hat es damit zu tun, dass Myome nicht gerade im Brennpunkt des Forschungsinteresses liegen. Ein weiterer Punkt ist die Altersverteilung. Myome sind bei jungen Frauen seltener zu finden, bei den 35- bis 55-Jährigen hingegen weit verbreitet. Eine Zahlenangabe für alle Frauen im fortpflanzungsfähigen Alter lautet ganz anders als eine für die über 35-Jährigen.

Die Häufigkeit ist altersabhängig

Ethnie/Hautfarbe haben einen Einfluss

Untersuchungen in den USA beispielsweise haben gezeigt, dass afroamerikanische Frauen häufiger und auch früher Myome bekommen als weiße Frauen. Die Zahlen unterscheiden sich für Angehörige unterschiedlicher Ethnien. Ob hier allein genetische Faktoren wirken und/oder kulturelle Einflüsse, wissen wir nicht.

Differentialdiagnose

Von welchen anderen Befunden werden Myome abgegrenzt

Andere Diagnosen, die manchmal nicht auf den ersten Blick von Myomen unterschieden werden können, sind beispielsweise eine chronisch vergrößerte Gebärmutter, eine Adenomyose (bei der Gebärmutterschleimhaut in die Gebärmutterwand hinein wächst), ein Gebärmutterpolyp, eine Geschwulst am Eierstock (Zyste oder andere) oder ein Krebs an der Gebärmutter, v.a. ein Leiomyo-Sarkom, das sehr selten vorkommt. Mit Beobachten und mit bildgebenden Verfahren (Ultraschall, Magnetresonanztomografie…) allein lässt sich die Unterscheidung nicht immer treffen. Früher und auch heute noch argumentier(t)en ÄrztInnen nicht selten, dass ein „Myom" bösartig werden könne. Nach heutigem Wissenstand gilt dies als falsch. Neuere Untersuchungen zeigen, dass Myome gutartig sind und bleiben, und dass Sarkome eigene Gewächse mit einer anderen Genetik sind, die unabhängig von möglicherweise vorhandenen Myomen entstehen.

Wenn Myome wachsen, tun sie das meistens langsam. Bisher ging man davon aus, dass Sarkome im Vergleich dazu schneller wachsen. Ob das so stimmt, wird derzeit unterschiedlich bewertet. Sarkome sind sehr selten. Die Studienlage ist sehr dürftig und fast ohne Aussagewert. Die Häufigkeit wird angegeben zwischen eine von 3.500 bis eine von 350 operierten Frauen.

Was heißt schnell wachsen?

Ein halber Zentimeter pro Monat über mehrere Monate (zum gleichen Zykluszeitpunkt gemessen!) ist für ein Myom ein schnelles Wachstum. Hier ist es auch eine Möglichkeit, eine Dopplersonographie machen zu lassen. Das ist eine genauere Ultraschalluntersuchung, bei der die Durchblutung von Myomen dargestellt werden kann. Sie wird meist in einer Spezialpraxis durchgeführt. Es gibt bei den ÄrztInnen in diesen Praxen manchmal eine Tendenz, schnell eine Operation zu empfehlen. Bleiben Sie in einem solchen Fall ruhig, nehmen Sie die Ultraschall-Bilder und den schriftlichen Befund mit und besprechen Sie sich dann mit einer ÄrztIn oder anderen Fachleuten, zu denen Sie Vertrauen haben.

Wenn das schnelle Wachstum weitergeht und eine konservative (d.h. ohne Operation o.ä.) Behandlung nicht gewünscht ist oder keinen Erfolg hatte, raten die meisten Fachleute zur operativen Entfernung des Gewächses, aus Angst ein Sarkom „zu übersehen". Denn wirklich sicher ist eine Diagnose erst nach einer histologischen Untersuchung des gesamten Gewebes im Labor. Hier ist es gut zu wissen: Auch die allermeisten schnell wachsenden Geschwulste stellen sich letztlich als Myome heraus.

Myome und Beschwerden

Die meisten Myome sind unauffällig

Viele Frauen wissen gar nicht, dass sie Myome haben. Oft bereiten Myome keine oder kaum Beschwerden. In diesem Fall ist eine Behandlung nicht notwendig. Die Frage ist hier, „will ich etwas tun, um zu versuchen, das Myom am weiteren Wachstum zu hindern?" Ob gynäkologische Kontrolluntersuchungen ein- bis zweimal im Jahr sein sollen, wird unterschiedlich bewertet. Ich halte es für sinnvoll, in der ersten Zeit, wenn die Diagnose neu ist, nach einigen Monaten erneut eine Untersuchung machen zu lassen. Wird das Myom dann mit der Zeit vertrauter, können die Abstände länger sein.

Wenn sich Myome bemerkbar machen, dann tun sie das vor allem durch Blutungsbeschwerden oder durch Druck und Schmerzen.

Symptom verstärkte Regelblutung

Das häufigste Symptom sind verstärkte und auch verlängerte Regelblutungen. Meistens kommt eine Blutgerinnselbildung dazu, weil das Blut länger in der Gebärmutter bleibt, bevor es durch den Muttermund in die Scheide abfließen kann. Beim „Austreiben" der Gerinnsel kann es zu Krämpfen kommen. Starke Blutungen kommen vor allem bei submukösen Myomen vor, die die Schleimhaut in die Gebärmutterhöhle auswölben, und manchmal auch bei intramuralen. Es wird vermutet, dass diese Myome die Fähigkeit der Gebärmutter behindern, sich zusammenzuziehen und die Blutgefäße wieder zu verschließen. In Myomen und in ihrer Umgebung finden sich veränderte Konzentrationen von Hormonen und auch von Wachstumsfaktoren verschiedener Art – hierin wird ebenfalls eine mögliche Ursache für starke Blutungen vermutet.

Wenn sowohl Myome als auch starke Blutungen vorhanden sind, werden gerne die Myome als Ursache betrachtet. Das kann stimmen, muss aber nicht so sein. Manchmal ist einfach die hormonelle Situation der Auslöser für die starke Blutung – vor allem in der Zeit um die Wechseljahre. So können beispielsweise Myome und die Blutungen eine gemeinsame Quelle haben: Ein relativer Östrogenüberschuss kann Myome wachsen lassen und die Gebärmutterschleimhaut hoch aufbauen (Endometriumhyperplasie), und jedes für sich genommen kann massive Blutungen auslösen. Es ist sinnvoll, hier genau zu diagnostizieren.

Thema Eisen

Wer lange und viel blutet verliert viel Eisen. Mindestens jede fünfte Frau hat einen Eisenmangel. Ist er schwach oder entsteht er langsam, bleibt er oft unbemerkt. Ein ausgeprägter Eisenmangel kann u. a. folgende Symptome verursachen: Ein Gefühl von Müdigkeit, Schlappheit oder Energiemangel, Reizbarkeit, innere Unruhe - ähnlich wie bei einer Depression. Die Kondition und Kraft nehmen ab, die Infektanfälligkeit steigt, Mundwinkel werden rissig, Finger- oder Fußnägel brüchig, die Zunge „brennt“, die Lippen, Schleimhäute oder die ganze Frau sehen blass aus.

Eisenmangel belastet den Körper immer. Warum? Im Knochenmark werden die roten Blutkörperchen gebildet. Sie enthalten den roten Blutfarbstoff, das Hämoglobin. Zu seiner Herstellung brauchen sie Eisen. Zwei Drittel des Eisens im Körper sind hier zu finden. Das dritte Drittel befindet sich in den Eisenspeichern in der Leber, der Milz und der Darmschleimhaut. Das Hämoglobin ermöglicht den Transport des Sauerstoffs über das Blut von den Lungen zu jeder Körperzelle. Wo Eisen fehlt, entsteht ein Hämoglobinmangel. Der Körper bekommt zu wenig Sauerstoff und wird mangelversorgt – jede einzelne Zelle vom Gehirn bis zum kleinen Zeh. Das bleibt nicht ohne Folgen.

Zu wenig Eisen – Hämoglobinmangel – Sauerstoffunterversorgung des Körpers

Lassen Sie Ihre Eisenwerte bestimmen

Wenn ein Eisenmangel langsam entsteht, kann es sein, dass sich der Körper erst einmal darauf einstellt, ohne dass Beschwerden spürbar werden. Lassen Sie daher Ihre Eisenwerte bestimmen. Der Hämoglobin-(Hb-) Wert misst den Blutfarbstoff und liegt idealerweise zwischen 12 und 16 g/dl. Manche Frauen erreichen diese Werte nie und fühlen sich trotzdem gut. Beträgt er 11 bis 10 g/dl oder weniger, müssen Sie Eisen zuführen. Aber erst zusammen mit dem Eisenspeicherwert (Ferritin) lässt sich feststellen, ob im Körper wirklich genügend Eisen vorhanden ist. Im normalen Blutbild ist dieser Wert nicht enthalten – bitten Sie Ihre HausärztIn, ihn mit zu ermitteln.
Für Frauen liegt der gewünschte Ferritin (FERR)-Wert bei 10 – 120 ng/ml. Es gibt unterschiedliche Messsysteme für Ferritin. Daher kann es auch sein, dass Sie vom Labor andere Wertebereiche genannt bekommen.

Bei leichtem Eisenmangel, oder um ihm vorzubeugen, können Sie auf Ihre Ernährung achten und eisenhaltigen Kräutersaft oder Brennnesselpresssaft trinken. Einen deutlich höheren Eisengehalt haben Eisenmedikamente. Dabei sind diejenigen Kapseln, die erst im Zwölffingerdarm aufgelöst werden, meist besser verträglich als andere. Kaufen Sie eine kleine Packung. Wenn Ihnen das eine Mittel nicht bekommt, probieren Sie solange weiter, bis Sie für sich das Passende gefunden haben. Sie können auch die Tageszeit bei der Einnahme variieren oder immer einen Tag Pause machen. Bleiben Sie dran, auch wenn es lange dauert und Ihre Geduld strapaziert wird – es lohnt sich! Mit Vitamin-C-haltigen Nahrungsmitteln fördern Sie die Aufnahme des Eisens in Ihren Körper: Trinken Sie beispielsweise ein Glas frisch gepressten Orangensaft zur Einnahme des Eisenmittels. Zur Not kann Eisen kurzzeitig auch gespritzt oder als Infusion gegeben werden. Die Einschätzungen der ÄrztInnen darüber, ab wann das nötig ist, gehen weit auseinander. Mögliche Begleiterscheinungen der Infusionen sind unter anderem Übelkeit, Atemnot, Blutdruckabfall oder –anstieg.

Zum Weiterlesen: Aign 2013; Bentz 2014.

Symptom Druck und Schmerzen

Myome können auf umliegendes Gewebe drücken. Das geschieht am häufigsten bei größeren subserösen Myomen. Es kann sich in einem Druckgefühl bemerkbar machen, einem Schweregefühl, in Schmerzen, auch im Rücken oder in den Beinen, in Blähungen oder Neigung zu Verstopfung. Bei körperlicher Anstrengung oder auch beim Sex können die Beschwerden verstärkt auftreten.

Wenn ein Myom auf die Blase drückt, müssen Sie vielleicht häufiger Wasser lassen. Sehr selten kommt es vor, dass ein Myom durch Druck auf die Harnröhre die Blasenentleerung behindert oder, eine Etage höher, den Harnleiter zuzudrücken droht, also den Abfluss des Urins von der Niere in die Blase behindert. Das ist extrem selten und geschieht nicht von heute auf morgen. Es lässt sich mit bild-gebenden Verfahren, im Zweifelsfall mit einem zusätzlichen Ultraschall der Nierenregion, feststellen, bevor es so weit kommt.

Nekrose

Wenn die Durchblutung der Myome nicht ausreicht, verändern sich Myome. Eine Form ist die Nekrose. Dabei gehen die Zellen zu Grunde und das Myom wird abgebaut. Das kann sehr wehtun. Wenn Sie ein Myom haben und sehr starke Schmerzen bekommen gehen Sie sofort zur ÄrztIn. Dabei ist wichtig zu wissen: In dieser Situation wird oft eine operative Entfernung des Myoms empfohlen - sie ist jedoch meistens nicht notwendig. Es gibt ja auch Behandlungsverfahren, wie die Embolisation, die eine Nekrose bewirken sollen, damit die Myome schrumpfen und Beschwerden abnehmen. Wenn der Körper in einer Art Selbsthilfeprozess diesen Zustand herstellt, können Sie mit ärztlicher Begleitung und mit Schmerzmitteln diesen Vorgang geschehen lassen. Meistens dauern die Schmerzen zwischen ein und zwei Wochen. Antibiotika sind hier nicht sinnvoll. Eher können Sie ein Enzympräparat zur Unterstützung einnehmen.

Myome und Schwangerschaft

Die meisten Schwangerschften mit Myomen verlaufen normal

Das durchschnittliche Alter, in dem Frauen in Mitteleuropa schwanger werden, ist in den letzten Jahrzehnten aus gesellschaftlichen Gründen angestiegen. Da bekanntermaßen Myome mit zunehmendem Alter bis zu den Wechseljahren häufiger werden, gibt es immer mehr Frauen mit Myomen, die schwanger sind oder werden wollen. Es ist gut möglich, Myome zu haben und schwanger zu werden. Die meisten Schwangerschaften mit Myomen verlaufen normal. Statistisch gesehen sind die Komplikationsraten, verglichen mit denen von Frauen, die keine Myome haben, ganz leicht erhöht.

Mögliche Schwierigkeiten in Zusammenhang mit einer Schwangerschaft

Normalerweise nistet sich das befruchtete Ei im oberen hinteren Teil der Gebärmutterhöhle ein. Wenn dort ein Myom wächst, kann es sein, dass sich das Ei gar nicht einnistet (dazu mehr weiter unten) oder an einer tieferen Stelle. Dies erhöht die Wahrscheinlichkeit eines Abgangs in der Frühschwangerschaft etwas. Bleibt die Schwangerschaft bestehen, liegt manchmal die Plazenta (Mutterkuchen) unten im Gebärmutterhals anstatt oben im Fundus. Das kann zu Blutungen vor allem in der zweiten Schwangerschaftshälfte führen. Solange die Plazenta den Gebärmutterhals nicht verschließt, kann eine mögliche Blutung durch Bettruhe zum Stillstand gebracht werden. Selten kann ein großes Myom mit der Plazenta um die Blutversorgung konkurrieren. Dann kann es zur Minderversorgung des werdenden Kindes kommen und eventuell zu einer Frühgeburt. Liegt die Plazenta vollständig vor dem Muttermund (Plazenta praevia) oder liegt ein Myom dem Kind „im Weg“ ist eine Entbindung mit einem Kaiserschnitt notwendig.

Bei einem schon vor der Schwangerschaft bekannten Myom kann niemand einer Frau vorhersagen, wie sich ihr Myom während der Schwangerschaft verhalten wird. In der Schwangerschaft erhöhen sich die Mengen an Geschlechtshormonen. Bei ungefähr 2 bis 3 von 10 Frauen werden Myome dadurch im ersten oder zweiten Schwangerschaftsdrittel größer. Nach der Schwangerschaft werden Myome wieder kleiner.

Die Verformung der Gebärmutterhöhle kann die Einnistung des Eis erschweren

Eine allgemeine „vorsorgliche“ Entfernung von Myomen vor einer gewünschten Schwangerschaft macht keinen Sinn. Wenn das Myom die Form der Gebärmutterhöhle verändert, verkleinert sich die Wahrscheinlichkeit schwanger zu werden. In dieser Situation können Sie überlegen: Wollen Sie es so versuchen? Oder wollen Sie das Myom entfernen lassen?

Wenn aber ein gestieltes Myom in die Gebärmutterhöhle hineinhängt, stört das eindeutig. Hier ist eine Operation empfehlenswert. Diese gestielten und die submukösen Myome können durch die Scheide entfernt werden *(vgl. S. 70 ff.)*.

Die Wahrscheinlichkeit schwanger zu werden erhöht sich durch die Myome–OP vermutlich (die Studienlage lässt keine eindeutige Aussage zu). Dies gilt auch für Frauen, die sich einer IVF-Behandlung unterziehen werden. Es ist wichtig, dass die OperateurIn sich gut auskennt und erfahren ist in den Operationserfordernissen bei Frauen mit Kinderwunsch – z.B. bestmögliche Beachtung des Themas Verwachsungsprävention, mehrschichtige Nahttechniken, biploare Elektrokoagulation…

Die Empfehlungen, wie lange nach der OP mit dem schwanger werden „gewartet“ werden soll, sind subjektiv und liegen zwischen sechs und zwölf Monaten. Der Zeitraum richtet sich sinnvollerweise danach, wie groß und tief die Narbe an der Gebärmutter ist.

Myom-Embolisation oder Magnetresonanztomografie-gesteuerter fokussierter Ultraschall sind nach heutigen Kenntnisstand bei bestehendem Kinderwunsch nicht zu empfehlen.

Zum Weiterlesen: Metwally 2012.

Myome und Wechseljahre

Auf hormoneller Ebene sind die Wechseljahre der Zeitraum, in denen der Körper allmählich die regelmäßige Produktion von Geschlechtshormonen reduziert. Wann und wie das abläuft, ist unterschiedlich - jede Frau hat ihre eigenen Wechseljahre. Im Durchschnitt haben Frauen mit 52 Jahren ihre letzte Blutung. Bis dahin können sich die Abstände zwischen den Blutungen verkürzen, länger oder unregelmäßig werden. Bei manchen Frauen nimmt die Blutungsstärke immer mehr ab und findet so zu einem Ende. Manchmal hingegen wird die Blutung deutlich stärker und dauert vielleicht auch länger. Dies geschieht unabhängig davon, ob Myome da sind oder nicht.

Hormonell gesehen verstärkt sich die FSH-Ausschüttung im Gehirn *(vgl. S. 20)*, die Eier im Eierstock werden massiv stimuliert, damit sie reifen. Manches Mal wird sehr viel Östrogen produziert und es kommt zum Eisprung und der darauf folgenden Gelbkörperbildung, dann wieder wenig und der Eisprung bleibt aus. Oder es dauert Monate, bis es wieder zu einer Blutung kommt. Schon viele Jahre vor dem Beginn der eigentlichen Wechseljahre gibt es immer wieder Zyklen ohne Eisprung. Wenn Sie nicht darauf achten, bemerken Sie es meist gar nicht. Wo kein Ei springt, fehlt die leere Eihülle, entsteht kein Gelbkörper und wird kein Progesteron gebildet.

Wodurch auch immer Myome wachsen: in den Jahren vor der letzten Blutung können sie gleich bleiben oder noch einmal einen Wachstumsschub bekommen. Wenn in dieser Zeit starke Blutungen das Thema sind, ist es wichtig, genau zu schauen, wodurch sie entstehen: Hat sich das Myom sehr verändert? Wie ist die hormonelle Situation? Wie ist die Lebenslage? Was haben Sie schon ausprobiert? Welche Be-Handlung finden Sie jetzt sinnvoll? Für die meisten Frauen geht es darum, „auf Zeit zu spielen" - also etwas für sich zu finden, um einige Monate oder wenige Jahre ohne größeren Eingriff über die Runden zu kommen. Nach den Wechseljahren gibt es noch sehr kleine Mengen an Geschlechtshormonen. Vorhandene Myome werden meistens kleiner und etwaige Beschwerden auch.

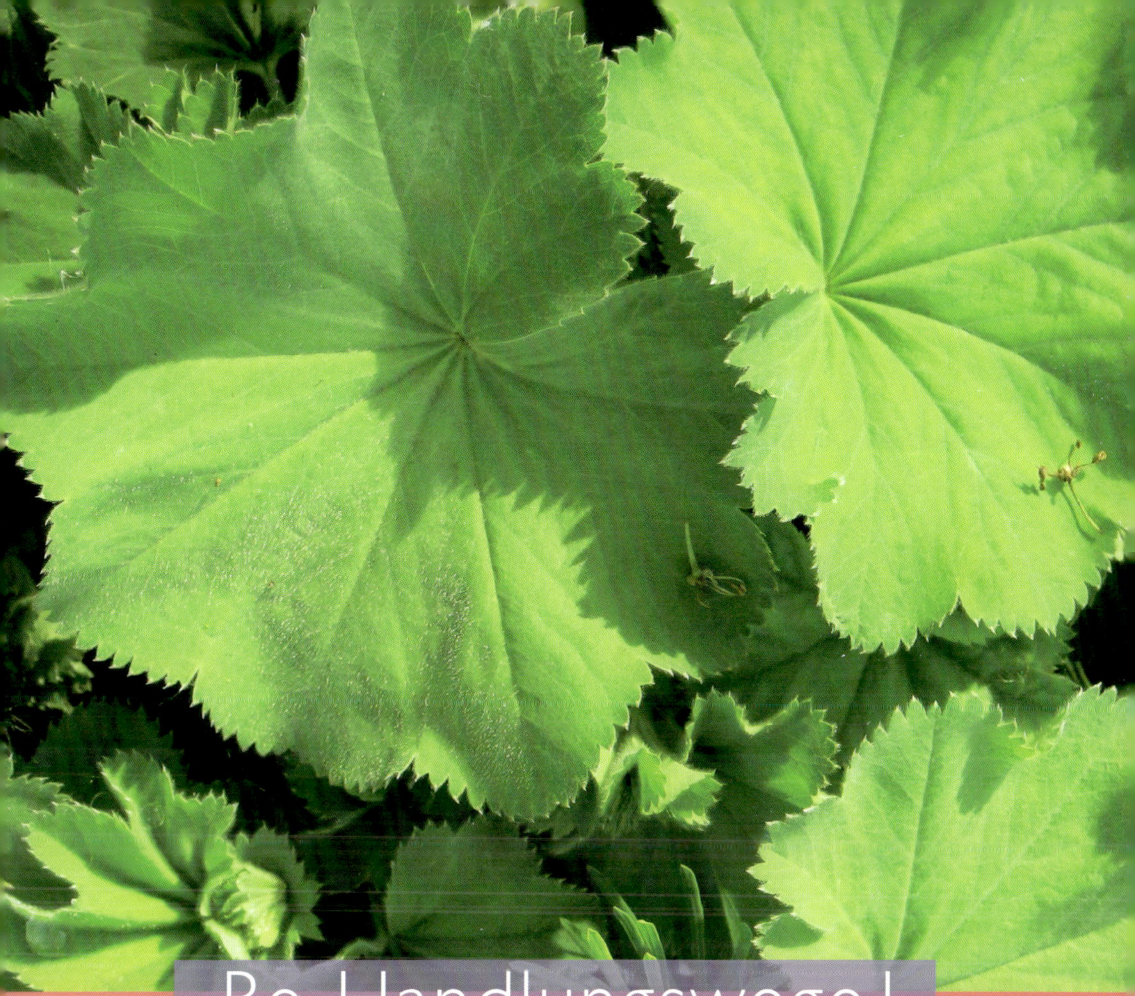

Be-Handlungswege I

Was Sie selbst tun können
und ganzheitliche Verfahren

Be-Handlungswege I

Was Sie selbst tun können und ganzheitliche Verfahren

Wann müssen Myome behandelt werden

Bei den meisten Frauen fallen Myome ab Anfang/Mitte 30 auf. Auch jüngere Frauen können Myome bekommen, es ist aber seltener. Über die Hälfte der Frauen bemerkt die Myome (so gut wie) nicht. Es ist notwendig, Myome oder Blutungsbeschwerden sofort zu behandeln, wenn einer der drei Punkte auf Sie zutrifft:

- Das Myom droht seinen Stiel abzudrehen
- Das Myom drückt auf den Harnleiter (die Verbindung zwischen Niere und Blase)
- Sie haben einen andauernden Eisenmangel (Blutarmut, Anämie)

In den folgenden Situationen ist ein Handeln empfehlenswert:

- Sie haben sehr starke oder lange Blutungen, die Sie in der Tagesplanung einschränken
- Das Myom macht Probleme durch Druck auf seine Umgebung
- Das Myom wächst schnell
- Sie wollen schwanger werden und versuchen es schon eine Zeit lang vergebens
- Sie fühlen sich mit Ihrem Myom so nicht wohl
- Es geht Ihnen gut so mit dem Myom, und Sie wollen etwas dafür tun, dass es so bleibt

Es gibt kein Patentrezept

Auf den folgenden Seiten dieses Kapitels können Sie einen Überblick gewinnen über die vielen Formen, Myome zu behandeln. Sie haben bessere Erfolgsaussichten, wenn die Myome kleiner sind. Und es ist leichter, ein Wachstum zu stoppen, als ein Myom kleiner zu kriegen. Es gibt kein Patentrezept, das für jede Frau gültig ist. Vielleicht bekommen Sie eine Vorstellung, was Sie gerade besonders anspricht.

Es ist natürlich möglich, verschiedene Verfahren miteinander zu kombinieren. Sie können sich mit Ihrer ÄrztIn oder HeilpraktikerIn besprechen, welchen Schritt Sie konkret machen wollen, welches Ziel Sie anstreben (zum Beispiel das Myom hört auf zu wachsen, die Blutung wird schwächer) und in welchem Zeitraum. Wenn Sie unsicher sind, ob Sie die Vorschläge ihrer BehandlerIn gut finden, holen Sie sich eine zweite Meinung ein. Am besten bei Menschen, die in dem Bereich erfahren sind und die Sie unabhängig von eigenen finanziellen oder wissenschaftlichen Interessen wohlwollend und kompetent beraten – beispielsweise in einem Frauengesundheitszentrum.

Sie können verschiedene Verfahren gleichzeitig anwenden

Gutes für die Psyche

Über Myome wird in der psychosomatischen Medizin bisher wenig geforscht. Unser Wissen hierzu stammt zum größten Teil aus den Erfahrungen in der Arbeit mit den Frauen. Viele Frauen sehen für sich eine Verbindung zwischen ihrer Situation und ihrem Myom, während andere zu dem Schluss kommen, dass das Myom einfach da ist und keiner Erklärung bedarf.

Zur Psychosomatik bei Myomen wird wenig geforscht

Wenn Sie möchten, können Sie selbst Ihre Aufmerksamkeit auf das Zusammenspiel von körperlichem und seelischem Erleben richten. Das bedeutet, sich die eigene Wahrnehmung, das Empfinden bewusst zu machen. Für manche Frauen sind ihr Myom oder die Beschwerden dadurch ein Auslöser für eine Zeit der intensiveren Beschäftigung mit sich selbst.

Es gibt viele Möglichkeiten, wie Sie sich mit sich und Ihrem Körper beschäftigen können. Auf der nächsten Seite sind einige Anregungen für Sie zum Ausprobieren:

Anregungen für Sie

Ihr Verhältnis zu Ihrem Myom

Eine Frage

Wie geht es Ihnen mit dem Myom - ist es in Ordnung, dass es da ist?

Den Begriff „Gebärmutter" erkunden

Was fällt Ihnen ein zu „gebären", was zu „Mutter"?

Sie können sich fragen: Was verbinde ich mit der Gebärmutter, dem Ort, wo das Myom wächst? Vielleicht fangen Sie mit den Wörtern an: Gebären. Mutter. Was fällt Ihnen ein? Schreiben Sie 10 Begriffe oder 5 Minuten lang alles auf, was Ihnen dazu in den Sinn kommt. Dann schauen Sie sich Ihre Liste an und lassen sie auf sich wirken. Was fällt Ihnen auf?

Wollen Sie einen der Begriffe nehmen und mit diesem weitermachen?

Ein Gebärmutter-Bild

„Nach innen schauen"

Setzen Sie sich in Ruhe hin und legen Sie die Hände auf Ihren unteren Bauch. Wenn Sie möchten schließen Sie die Augen. In Ihrer Vorstellung gehen Sie zu Ihrer Gebärmutter. Bekommen Sie ein Bild? Oder ein Gefühl? Nehmen Sie es einfach wahr und merken Sie es sich. Öffnen Sie dann wieder die Augen und beenden Sie diese kleine Übung. Haben Sie etwas von sich erfahren?

Schauen Sie dann, ob Sie in diese Richtung weitergehen möchten.

Unterstützung

Die Unterstützung durch eine Fachfrau eröffnet Möglichkeiten

Vielleicht möchten Sie eine Begleitung haben, die Ihnen Anregungen und Feedback gibt. Viele Fachfrauen und deren gesamtes körper- und psychotherapeutisches Wissen stehen Ihnen zur Verfügung:

Die Reise zur Gebärmutter

Reisen Sie in Ihrer Vorstellung zu Ihrer Gebärmutter

Mit Visualisierungen, Fantasiereisen und geleiteten Meditationen können Sie in Ihren Körper reisen und Ihre persönlichen Myombilder finden. Sie können sich dort umschauen, auch Fragen stellen und Antworten bekommen. Sie können in Ihrer Vorstellung Ihren Kraftplatz aufsuchen und Ihrer inneren Heilerin begegnen. Die Bilder ermöglichen Ihnen ein tieferes Verständnis dafür, was Ihnen gut tun könnte und was Ihnen fehlt.

Das Myom aufstellen

Sie können Ihr Myom, Ihre Gebärmutter und was für Sie alles dazugehört „nach außen“ bringen, symbolisch mit Gegenständen in den Raum stellen und (miteinander) zum Sprechen bringen. Viele spannende Geschichten werden so erzählt!

Was sagt das Myom?

Das Thema finden

Früher hörten Frauen häufig, dass ihr Myom wohl Ausdruck eines unerfüllten Kinderwunsches sei. Das ist eine Möglichkeit von vielen. Ich denke, schon allein die Tatsache, dass Myome so häufig vorkommen, legt nahe, dass nicht nur ein einziges Thema mit Myomen verbunden ist.

Myome sind mit unterschiedlichen Themen verbunden

Sich Fragen stellen

Sie können sich fragen: Gibt das Symptom einen Hinweis? Die Gebärmutter ist ein weibliches Organ – wie ist Ihr Verhältnis zum Frau-Sein, zum weiblichen Körper? Zum Thema Kinder? Zu Ihrer Geschichte als Mädchen und Frau, zu den weiblichen Rollen und Ihren weiblichen Wurzeln?

Bedeutungen finden

Schatzsuche

Die Gebärmutter ist ein Ort mit einem unvergleichlichen kreativen Potential. Gibt es einen Wunsch, einen Lebenstraum, etwas verschüttetes Ungelebtes, das Sie in sich tragen? Wollen Sie auf Schatzsuche gehen und es ausgraben?

Oder andersherum gedacht: Gibt es etwas in Ihrem Leben, das so, wie Sie heute sind, nicht mehr stimmig ist für Sie? Themen können beispielsweise sein: Ihre Rolle als Partnerin, als Mutter, oder auch als Tochter, Ihre Arbeitssituation, Ihre kreativen Bedürfnisse - haben Sie den Raum und die Aufgaben, mit denen es Ihnen gut geht?

Wünsche, Kreativität

Ein Ziel ist es, herauszufinden, um was es geht. Im nächsten Schritt können Sie schauen, was Sie damit machen wollen. Was können Sie tun oder lassen oder anders machen, um die Energie oder die Qualität, die lebendig werden will, zu integrieren?

Zum Weiterlesen: Koppe 2004; Reddemann 2004; Pröll 2014.

Beobachten

Die Schulmedizin kennt drei verschiedene Wege, Myome konservativ – ohne operativen Eingriff – zu behandeln. Der erste ist das Beobachten, was streng genommen natürlich keine Behandlung ist. Der zweite ist die Behandlung mit Präparaten, die in das hormonelle Geschehen eingreifen *(vgl. S. 54 ff.)*. Der dritte, von SchulmedizinerInnen seltener beachtete, ist der psychosomatische Weg. Der wiederum ist – in unterschiedlichen Gewichtungen – ein Bestandteil aller ganzheitlich orientierten Heilverfahren.

Gute Möglichkeit bei Myomen, die keine Beschwerden machen und nicht wachsen

Bei Myomen, die keine ernsthaften Beschwerden bereiten und nicht weiter wachsen, ist das Beobachten eine gute Möglichkeit. FrauenärztInnen empfehlen eine Untersuchung ein- bis zweimal im Jahr. Da Myome ihre Größe während des Zyklus verändern können, ist es gut, nach Möglichkeit jedes Mal zum gleichen Zykluszeitpunkt zur Untersuchung zu gehen. Lassen Sie sich den genauen Ort nennen, wo die Myome an der Gebärmutter wachsen, und die Größe in Zentimetern bestimmen – Begriffe wie „pflaumen-" oder „kindskopfgroß" haben keine gute Aussagekraft.

Wenn Myome eine Wachstumstendenz haben, lohnt es sich etwas zu tun. Die Erfahrung zeigt, dass kleine Myome meistens leichter durch eine nicht-operative Behandlung zu erreichen sind als große. Gleichwohl können auch sehr große Myome bleiben, wo und wie sie sind, wenn sie keine wesentlichen Beschwerden bereiten.

Ernährung

Essen und trinken gehören zum Leben fast wie der Atem: Ohne geht es nicht. Die Art, wie wir uns ernähren, hat großen Einfluss auf unser Wohlbefinden und auf die Gesundheit.

Viele Ernährungs-theorien

Es gibt eine Vielzahl von Ernährungstheorien und -empfehlungen, was zu tun oder lassen gut sei. Sie entspringen den unterschiedlichsten Glaubenssystemen und Weltanschauungen, sind eher medizinisch-naturwissenschaftlich orientiert oder geistig-philosophisch oder beides miteinander. Manche sind sehr kurzlebig.

Schlankheitskult

Auch heute sind es meistens die Frauen, die überwiegend für die Essensversorgung zuständig sind und sich gut damit auskennen. Gleichzeitig sind sie dem herrschenden weiblichen Schönheitsideal ausgesetzt, das Schlanksein und Jugendlichkeit auf seine Fahnen geschrieben hat. Diesem Missstand haben wir die ständig neuen Diätvorschläge zu verdanken und das Problem, dass viele Frauen kein unbelastetes Verhältnis zum Essen haben. Daher geht es vor allem anderen darum, von äußeren Vorschriften freier zu werden und zu einer Ernährung zu finden, die allgemein akzeptierte Ernährungserkenntnisse mit einem persönlichen Empfinden verbindet – und so mit Freude und Genuss zu essen.

Mit Freude und Genuss essen

Wie sieht das nun bei Myomen aus? Gibt es unterstützende Ernährungsformen? Die Einschätzungen dazu sind unterschiedlich. Wenn wir ganzheitlich denken, beziehen wir die Ernährung immer mit ein. Die Empfehlungen gehen in Richtung einer eher fettarmen, ballaststoffreichen Ernährung. Raffinierter Zucker und Weißmehlprodukte sind der Gesundheit allgemein abträglich; sie fördern auch die Östrogenbildung und bestimmte Wachstumsfaktoren. Somit macht es Sinn, sie bei Myomen zu reduzieren. Das gilt auch für tierische Produkte wie Fleisch und Milcherzeugnisse sowie Genussgifte wie Alkohol und Nikotin.

Tendenz: Reduzierung von tierischen Produkten, Fetten und Genussgiften

Christiane Northrup *(2000)* schlägt außerdem eine dreimonatige vegane Diät vor mit einem Verzicht auf Milchprodukte, Eier, Fleisch, Fisch und raffinierten Zucker, um so den Östrogenspiegel zu senken. Ähnlich geht Gudrun Brachhold *(2011)* vor: Sie hatte selbst schon einen Termin für eine Myome-Operation und entschied sich dann, nach einen Beratungsgespräch im FrauenGesundheitsZentrum, für einen Kurswechsel: Sie sagte den OP-Temin ab, stellte ihre Lebensgewohnheiten in Frage und veränderte ihre Ernährung. Und sie hatte Erfolg: Die Myome bildeten sich ohne operativen Eingriff zurück. Das bewog sie, ihre Erfahrungen in dem „Myom-Kochbuch" aufzuschreiben. Es enthält 120 Rezepte mit vielen Kräutern, Gewürzen, Sojaprodukten und Fisch, nahezu ohne Fleisch, Milchprodukte, Eier, Zucker und Weißmehl.

Das Myom-Kochbuch

Wenn Sie sich von dieser Ernährung angesprochen fühlen, probieren Sie es aus. Wenn es für Sie eine sehr große Umstellung bedeuten und nicht einfach zu bewältigen sein sollte, stressen Sie sich nicht. Dann ist es sinnvoller, sich einfach an den weiter oben genannten Vorschlägen zu orientieren. Manchmal aber geht es genau darum: Innezuhalten und sich zu fragen, passt das eigentlich, wie ich mich ernähre?

Zum Weiterlesen: Brachhold 2011.

Leberfunktion stärken

Viele ganzheitlich denkende Heilkundige betonen bei Myomen die Bedeutung der Leber, deren Aufgabe es ist, Wirkstoffe – auch Östrogene – aus dem Blut herauszufiltern. Bei einer geschwächten Leberfunktion deponiert der Körper Stoffe, die er nicht ausscheiden kann. Ein Myom kann hier als Verstärkung für die Leber gesehen werden. Zur Entlastung und als Impuls empfiehlt Heide Fischer *(2004)* eine Ernährungskur, die die Ausscheidungsprozesse im Körper unterstützt. Das kann beispielsweise eine siebentägige Ernährung ausschließlich mit Getreide und Obst sein oder das klassische Heilfasten. Gleichzeitig empfiehlt sie Tee und Wickel für die Stärkung der Leber.

(Mehr dazu finden Sie im Kapitel zur Pflanzenheilkunde, S. 47.)

Bewegung

Bewegung wirkt förderlich auf die Durchblutung und intensiviert die Versorgung mit Sauerstoff. In vielen ganzheitlichen Theorien existiert die Vorstellung von einer Energie im Menschen. Bei Myomen ist dann der Energiefluss im Becken gestaut. Da gilt es Schwung hinein zu bringen. Auf körperlicher Ebene ist alles, was das Becken bewusst in Bewegung bringt, geeignet: Luna Yoga®, Beckenbodentraining, Bauchtanz oder afrikanischer Tanz sind schöne Möglichkeiten. Sport, Joggen, Haus- oder Gartenarbeit erfüllen diesen Zweck hingegen nicht!

Bewegung fördert die Durchblutung

Luna Yoga®

Luna Yoga® ist achtsames Yoga für Frauen. Es hat seine Wurzeln an verschiedenen Orten:

Achtsames Yoga für Frauen

Da ist zum einen das Yoga selbst, das vor Jahrtausenden in Indien entstand und seither viele unterschiedliche Ausprägungen angenommen hat. Der Begriff Yoga bedeutet vereinen, zusammenfügen, gemeint sind Körper, Seele und Geist. Am bekanntesten bei uns ist das Hatha Yoga, bei dem Körper- und Atemübungen wesentlich sind. Hauptsächlich diese Form geht ins Luna Yoga® ein. Eine zweite Wurzel liegt in der Arbeit der Israelin Aviva Steiner. Sie entwickelte in den 1970er-Jahren eine Form von Gymnastik und Bewegungen, die Einfluss auf das geschlechtshormonelle Geschehen haben. Durch diese Übungen können auch ein Eisprung oder eine Menstruationsblutung befördert werden – eine weit reichende Entdeckung.

Adelheid Ohlig verband Elemente aus beiden Ansätzen mit Bewegungen und Erfahrungen aus unterschiedlichen Kulturen und kreierte Luna Yoga®: La Luna, der Mond/die Mondin ist zyklisch im Wandel begriffen, wie es auch die Frau in ihrem Menstruationszyklus und im weiteren Sinne auch in ihrem Lebenszyklus ist. Es sieht den Menschen, und hier

Zyklische Veränderungen gehören zum Frauenleben

als erste Yogaschule ausdrücklich die Frau, in ihrer Gesamtheit von Körper, Seele und Geist, eingebunden in ihren Lebenszusammenhang, die Natur und den Kosmos.

Körper- und Atemübungen

Beim Luna Yoga® geht es, wie in den meisten Yoga-Schulen, auch um eine Förderung der Beweglichkeit und der Kraft. Gleichzeitig geht es darum, ins Spüren zu kommen, und achtsam zu sein bei allem. Das ist meist ein freudvolles Tun.

In den klassisch überlieferten und den neu gestalteten Yoga-Übungen wird auch das weibliche Becken mit seinen verschiedenen Organen und Funktionen explizit mit Aufmerksamkeit bedacht. Die Übungen wirken körperlich durch Dehnen, Verengen, Kräftigen und Entspannen und werden mit dem Atemrhythmus kombiniert. Sie fördern die Sensibilität, ein Gefühl für die Muskeln, aber auch für die inneren Organe und die Verbindungen im Körper. Wärme kann entstehen, die Durchblutung wird angeregt. Durch das Lenken der Aufmerksamkeit auf das Körperempfinden wird das Gefühl für die eigene Mitte gestärkt. Luna Yoga® kann die Freude am sich-spüren, an dem, was gut tut, und an der eigenen Wandelbarkeit vergrößern, die Lebendigkeit tanzen lassen. Ich gestalte die Abläufe ganz flexibel. In der Einzelstunde schaue ich, um was es der Frau geht und was sie jetzt gerade möchte und entwickle daraufhin meine Übungsideen. In einer Gruppe für Frauen läuft es ähnlich ab – es gibt immer am Anfang eine kurze Runde mit Platz für Befindlichkeiten und Wünsche. Am Ende steht eine Entspannung, eine Atemübung, eine Reise in den Körper oder eine Fantasiereise, vielleicht mit Bezug zur Jahreszeit.

Beckenatmung

Atemübung für die Beckenenergie

Eine Übung, die zentrierend und entspannend wirken kann.
Nehmen Sie sich eine Decke oder eine Matte und suchen Sie sich einen angenehmen Platz, an dem Sie Ruhe haben. Legen Sie sich auf dem Rücken auf die Unterlage und kommen Sie im Liegen auf dem

Boden an. Gehen Sie mit Ihrer Aufmerksamkeit zu Ihrem Atem. Nehmen Sie wahr, wie Sie den Atem im Körper spüren – die Fülle im Einatem, das Leerwerden im Ausatem. Lassen Sie den Atem tief in Ihr Becken hineinfließen und, wenn Sie wollen, zu Ihrer Gebärmutter. Atmen Sie so eine Weile ganz bewusst ein und aus. Wenn Sie möchten, schließen Sie die Kuschelmassage an, siehe unten. Wenn nicht, beenden Sie die Übung, räkeln und strecken Sie sich, und kommen Sie über die Seite zum Sitzen und dann zum Stehen.

Kuschelmassage

Eine selbstgemachte Massage fürs Becken

Sie liegen auf dem Rücken. Stellen Sie die Füße auf und schmiegen Sie Ihren Rücken an den Boden. Die Füße verlassen den Boden. Legen Sie die rechte Hand aufs rechte Knie, die linke Hand aufs linke Knie, die Finger zeigen Richtung Füße. Die Hände bleiben die ganze Zeit so liegen. Mit dem nächsten Einatem bewegen die Hände die Knie auf Armeslänge weg vom Bauch, mit dem Ausatem holen die Hände die Knie nah ran Richtung Bauch/Brust. Machen Sie diese Bewegung in Ihrem Atemrhythmus eine Weile. Gehen Sie mit Ihrer Aufmerksamkeit in Ihren unteren Rücken, der durch die Bewegung der Hände und Knie sanft bewegt und massiert wird. Gehen Sie mit der Aufmerksamkeit in Ihr Becken und zu Ihren weiblichen Organen dort. Nehmen Sie die Weite im Einatem und die Enge im Ausatem wahr.
Auch dies ist eine Massage, hier für Ihre Beckenorgane. Sie fördern so die Durchblutung und die Sauerstoffzufuhr. Gleichzeitig stärken Sie Ihr Bewusstsein für diesen Bereich Ihres Körpers. Wenn Sie genug haben, legen Sie die Hände und Füße zum Boden zurück. Spüren Sie dieser Übung in Ihrem Körper nach. Wenn Sie soweit sind, räkeln und strecken Sie sich, dann drehen Sie sich zur Seite und kommen zum Sitzen und dann zum Stehen.

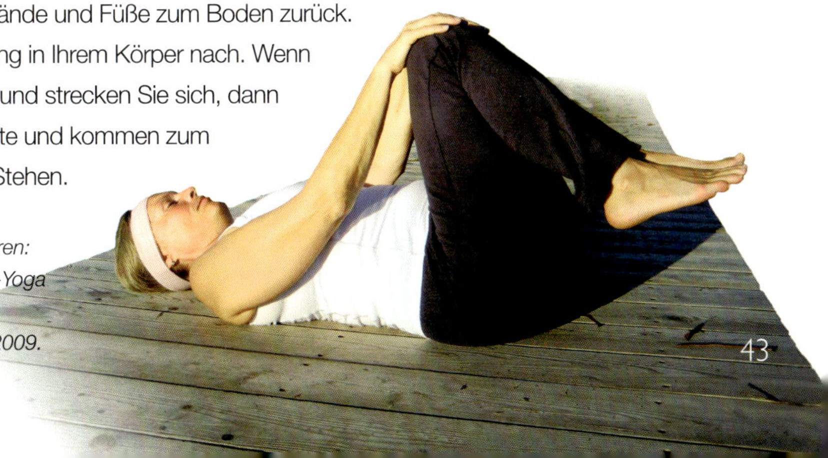

Zum Weiterlesen und -hören: Schönig 2008: CD „Luna-Yoga für mich“; die Bücher von Adelheid Ohlig; Schönig 2009.

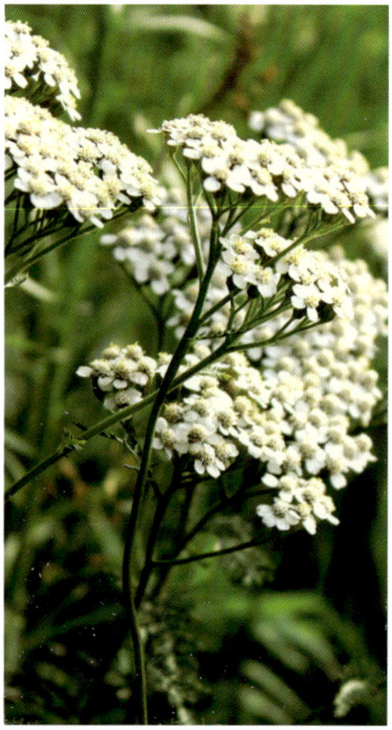

Schafgarbe

Die Pflanzenheilkunde (Phytotherapie)

Überall dort, wo Menschen leben können, wachsen Pflanzen. Seit Tausenden von Jahren wenden Menschen Pflanzen an, um Beschwerden zu lindern und das Wohlbefinden zu verbessern. Wir kennen alte Überlieferungen aus China, Indien oder Ägypten, von den Kelten, von den heilkundigen Frauen, die im Mittelalter als Hexen diffamiert wurden, von vielen indigenen Völkern und vielen weiteren Kulturen, deren Sprache wir heute nicht mehr kennen.

Pflanzen lindern Beschweren

Wie können die Pflanzen verwendet werden? Die Wirkstoffe werden meistens über Wasser oder Alkohol aus der Pflanze gewonnen und weiterverwendet. Die einfachste und am wenigsten konzentrierte Form ist das Teekochen – frische oder getrocknete Blätter werden mit heißem Wasser übergossen und ziehen gelassen, Früchte, Stängel oder Wurzeln auch ausgekocht. Durch das Destillieren von Pflanzen gewinnen wir ätherische Öle, durch Einlegen in Alkohol Tinkturen, die wieder weiterverarbeitet werden können. So entstehen auch Kapseln, Tabletten und Ähnliches.

Naturwissenschaftlich: einzelne Inhaltsstoffe werden isoliert

Es gibt in der Pflanzenheilkunde zwei Richtungen. Eine ist die naturwissenschaftlich ausgerichtete Suche und Verwendung von einzelnen ausgewählten Inhaltsstoffen der Pflanzen. Sehr bekannt ist beispielsweise das Johanniskraut bei manchen depressiven Symptomatiken oder Digitalis, der Fingerhut, für Herzerkrankungen.

Altes Erfahrungswissen, dass die Anwendung der Pflanze helfen kann

Die traditionelle Pflanzenheilkunde hingegen sieht die Pflanze ganzheitlich. Sie fußt auf altem Erfahrungswissen, dass eine bestimmte Pflanze bei bestimmten Beschwerden helfen kann. Auch die so genannte Signatur ist hier eine wichtige Information: Wie sieht die Pflanze aus, wie wirkt sie optisch auf die Betrachterin, was für Empfindungen löst sie aus, und wie passt das zu den Symptomen, die man behandeln will?

Ein anderer Aspekt ist das Zusammenwirken der unterschiedlichen Inhaltsstoffe einer Pflanze. Auch heute sind längst nicht alle Einzelstoffe sowie die Wirkung ihrer Kombination bekannt.
Der Versuch, auch auf naturwissenschaftlichem Weg die Erkenntnisse der Erfahrungsheilkunde zu verstehen und zu überprüfen, ist nicht einfach, wäre aber sicher lohnend.

Welche Pflanzen werden bei Myomen angewendet?

Mönchspfeffer

Der Mönchspfeffer, auch Keusch-Lamm (Vitex agnus castus) genannt, ist ein Strauch. Aus seinen rot-schwarzen Früchten wird ein phytotherapeutisches Präparat gewonnen. Seine Wirksamkeit ist wissenschaftlich belegt bei unregelmäßigem Zyklus, Beschwerden vor Eintritt der Regelblutung oder Spannungsgefühl in den Brüsten. Er wirkt – ohne selbst ein Hormon zu sein – progesteronähnlich. Sie können ihn einige Monate lang nur in der zweiten Zyklushälfte einnehmen, in der das Progesteron ja natürlicherweise „dran" ist, oder evtl. auch durchgängig.

Er wirkt progesteronähnlich

Manchmal ist aber schon eine nur 4-wöchige Anwendung hilfreich. Die Menstruationsblutungen können schwächer oder kürzer werden, Zwischenblutungen aufhören. Auch Schmerzen durch das Myom können nachlassen. Für stillende Frauen ist er nicht geeignet, weil er den Milchfluss hemmt. Alle anderen können ihn nach derzeitigem Wissensstand ausprobieren. Er wird von vielen Firmen hergestellt in Form von Tropfen oder Tabletten. Mögliche seltene Nebenwirkungen können sich in Stimmungsveränderungen oder weniger Lust auf Sex äußern. Dann ist der Mönchspfeffer nicht die passende Pflanze für Sie.

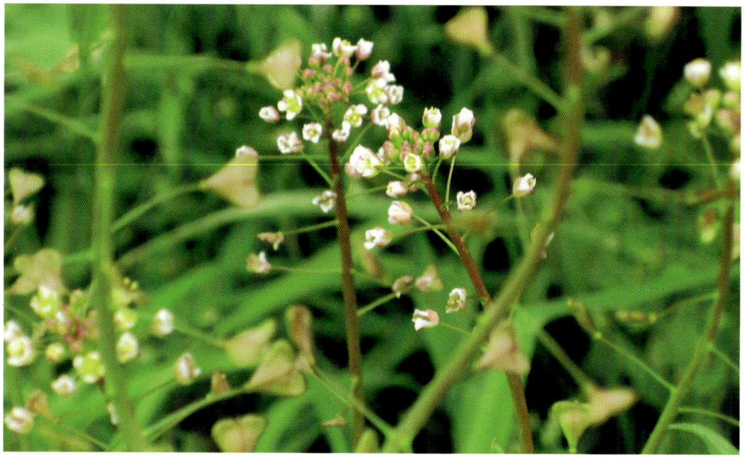

Hirtentäschelkraut

Hirtentäschel
Schafgarbe
Frauenmantel

Pflanzen, die immer wieder als hilfreich bei Myomen genannt werden, sind die Schafgarbe, der Frauenmantel und das Hirtentäschelkraut. Sie wirken auf der Progesteronseite. Vielleicht erklärt sich ihre Wirkung durch eine Reaktion der glatten Gebärmuttermuskulatur. Oder darüber, dass sie die Fettverdauung verbessern – was nach der Traditionellen Chinesischen Medizin *(vgl. S. 51)* und ernährungsorientierten Theorien bei Myomen angezeigt ist *(vgl. Eustachi u. a. 2003; Northrup 2000)* und auch damit zusammenhängen könnte, dass Fett eher auf der Östrogenseite wirkt.

Tee bei starker Blutung

Eine klassische Teemischung bei starken Blutungen:

Hirtentäschel
Schafgarbe
Frauenmantel

Wenn die Blutung schmerzhaft ist, geben Sie noch Gänsefingerkraut dazu; wenn sie schwach ist, lassen Sie Hirtentäschel weg.

2 TL Mischung mit 0,25 l kochendem Wasser übergießen, zugedeckt 10 Minuten ziehen lassen. Dreimal täglich trinken, vor der Menstruation oder schon nach dem Eisprung beginnen.

Fast alle pflanzlichen Wirkstoffe gibt es auch in aufbereiteter Form. Gänsefingerkraut können Sie als Tablette einnehmen, Hirtentäschel oder Blutwurz als Urtinktur. Das hat den Vorteil, dass es bei Bedarf stärker wirkt und immer leicht verfügbar ist. Dosis: Vor der Menstruation: 3 – 4-mal tgl. 5 – 10 Tropfen, bei starker Blutung stdl. 5 – 10 Tropfen oder 5-mal tgl. 20 Tropfen.

Weitere wichtige Pflanzen bei Myomen sind Berberitze, Gundelrebe und Liebstöckel (entstauend), Brennnessel (eisenfördernd), Silbermantel und Wiesenknopf (blutstillend).

Tee zur Unterstützung der Leber

Im naturheilkundlichen Verständnis kann bei Myomen die Leber, das Stoffwechselorgan, geschwächt sein. Um die Ausscheidungsfunktion der Leber zu unterstützen, gibt es einen Tee mit Bitterstoffen:

1 Teil zerstoßene Mariendistelsamen
1 Teil Löwenzahnwurzel

Die Mischung mit kochendem Wasser übergießen, 10 Minuten ziehen lassen und vor jeder Mahlzeit eine Tasse in Ruhe trinken.

Leberwickel

Sie können auch einen Leberwickel machen, bei dem wieder die Schafgarbe zur Anwendung kommt: Bereiten Sie einen starken Tee aus drei Teelöffeln auf eine große Tasse zu, tauchen Sie ein Tuch hinein, legen Sie es sich ausgewrungen auf den rechten Rippenbogen – dort ist die Leber – legen Sie ein trockenes Tuch und eine Wärmflasche darauf und ruhen Sie eine Viertelstunde mit, danach noch ein Weilchen ohne den Wickel. Idealerweise machen Sie den Leberwickel nach der Hauptmahlzeit. Für viele Frauen wird das nicht einfach in den Tagesablauf einzubauen sein. Sie könnten es am Abend versuchen. Wenn's passt, ist eine Entspannungs- oder Visualisierungsübung dabei eine schöne Erweiterung, die die Wirkung vertiefen kann.

Zum Weiterlesen: Fischer 2004; Madejsky 2008; Gerhard 2011; Fischer 2012.

Homöopathie

Klassische Homöopathie

Ähnlichkeitsprinzip

Potenzierung

Samuel Hahnemann hat Ende des 18. Jahrhunderts die Homöopathie begründet. Homoios Pathos, griechisch, bedeutet „ähnlich" und „Leiden". Hahnemann ging davon aus, dass eine Krankheit, die sich in bestimmten Beschwerden äußert, mit einem Mittel behandelt werden kann, das beim gesunden Menschen ähnliche Symptome hervorruft. Es werden Pflanzen, Mineralien, Metalle oder tierische Stoffe verwendet. In der Entwicklung der Methode wurde also gesunden Menschen eine Substanz gegeben und anschließend genau beobachtet, was sich veränderte. So wurden die Arzneimittelbilder entwickelt und an kranken Menschen weiter ausgearbeitet. Hahnemann potenzierte die Mittel unterschiedlich stark, indem er sie verdünnte, verrieb oder verschüttelte. Er entdeckte, dass sich ihre Wirkung dadurch nicht abschwächte, sondern verstärkte! Und das auch, wenn der Ausgangsstoff chemisch gar nicht mehr nachweisbar war. Die Naturwissenschaft kann das nicht erklären und bezweifelt daher die Gültigkeit. Die Homöopathie spricht von „Informationen", die im Prozess des Potenzierens auf eine andere Energieebene („feinstofflich") übergehen und so wirksam werden. Die Homöopathie nimmt an, dass Beschwerden Versuche des Körpers sind, sich selbst zu heilen. Durch das Hinzufügen eines ähnlichen Reizes in passender Potenzierung kann der Selbstheilungsversuch unterstützt werden. So erklärt sich auch die manchmal auftretende Erstverschlimmerung, wenn sich die Symptome nach der Einnahme des Mittels kurzzeitig verstärken.

Konstitutionsmittel

Das Symptom Myom ist für eine klassische HomöopathIn nicht ausreichend, um ein passendes Mittel zu finden. Sie erhebt die Erstanamnese, ein ausführliches Gespräch, in dem sie nach Erkrankungen in der Familie, Lebensgewohnheiten, Vorlieben, Abneigungen und anderen Merkmalen fragt. Daraus schließt sie auf das passende Mittel, das die Frau dann in Form von Tropfen oder Globuli einmal oder mehrmals einnimmt. Wenn das Konstitutionsmittel bekanntermaßen auch eine

Wirkung auf Myome hat (z.B. Aurum, Phosphorus, Calcium carbonicum, Silicea u. a.), dann ist es möglich, dass die Myome unter diesem Mittel nicht weiter wachsen, eventuell sogar kleiner werden.

Kleine Mittel

Ansonsten gibt es eine Reihe von bewährten so genannten kleinen Mitteln, die gezielt auf Myome wirken (z.B. Aurum muriaticum natronatum, Calcium fluoricum, Sabina, Calcium jodatum, Calcium silicatum). Die Mittel werden anhand der Art der Blutung und der Beschwerden ausgewählt.

Komplexmittel-homöopathie

Ein anderer Weg innerhalb der Homöopathie ist die Arbeit mit Komplexmitteln. Das sind potenzierte Präparate aus mehreren Wirkstoffen. Anders als bei der Klassischen Homöopathie gibt es hier bestimmte Mittel, die bei Myomen empfohlen werden. Sie enthalten, in homöopathischer Verdünnung, teilweise Substanzen, die auch in der Phytotherapie angewendet werden. Klassische HomöopathInnen lehnen potenzierte Mischpräparate ab, da die feinstoffliche Wirkung hier diffus werde und verpuffe. *Zum Weiterlesen: Struck 2000; Bitschnau 2006; Madejsky 2008.*

Weitere Verfahren aus Pflanzenheilkunde, Homöopathie und verwandten Richtungen

Es gibt eine ganze Reihe von weiteren Behandlungsansätzen, die auch mit phytotherapeutischen oder homöopathischen Komplexpräparaten arbeiten und zusätzlich weitere Aspekte beinhalten. Manchmal liegen diesen Behandlungsansätzen bestimmte ganzheitliche Menschenbilder zu Grunde. Eine Behandlung steht oft auf mehreren Säulen wie Ernährung, Bewegung, psychischen Prozessen, auch spiritueller Praxis. Die jeweiligen Vorstellungen von den seelischen und geistigen Ebenen haben auch einen Einfluss auf die Art und Weise, wie die Arzneimittel hergestellt werden.

Anthroposophische Medizin

So gehören zur Anthroposophischen Medizin die Rhythmen, die das Leben eines Menschen, die Natur und den Kosmos durchziehen. Entsprechend werden bei der Gewinnung der Präparate rhythmische Prozesse beachtet und angewendet. Es gibt ein Mittel für Myome, das sich aus pflanzlichen und organischen Bestandteilen zusammensetzt und als Globuli und zum Spritzen verfügbar ist.

Die Mistel ist wieder ein eigenes Thema. In der anthroposophischen Medizin findet sie Anwendung in einer Begleittherapie bei Krebstumoren. Derzeit wird untersucht, ob die Mistel sich bei Myomen positiv auswirken kann.

Spagyrik

In der Spagyrik hat die energetische Ausrichtung einen alchemistisch-astrologischen Hintergrund; die verwendeten pflanzlichen Stoffe entstammen dem phytotherapeutischen Erfahrungswissen.
Es gibt Mittel für Myome und zur Unterstützung der Leber.

Hildegardmedizin

Die Hildegardmedizin orientiert sich an den Lehren der Hildegard von Bingen. Sie hatte bereits im 12. Jahrhundert ein komplexes Behandlungssystem beschrieben, das nun mit dem heutigen Wissen verbunden wird.

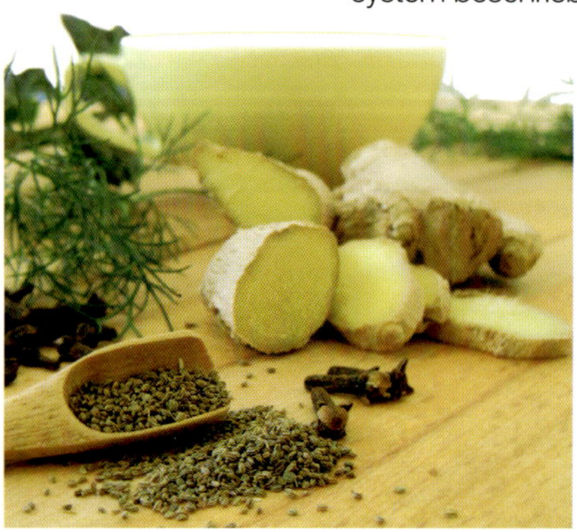

Eine Teekur bei Myomen*:

Dill (Anethi herba)	20 g
Selleriesamen (Apii grav. Semen)	20 g
Efeublätter (Hederae folium)	40 g
Ingwer (Zingiberis rhizoma)	40 g
Gewürznelken (Caryophylli flores)	40 g
Schafgarbe (Millefolii herba)	40 g

2 TL pro Tasse mit kochendem Wasser übergießen und 8 bis 12 Minuten ziehen lassen. 3-mal tgl. eine Tasse Tee 6 Wochen lang zweimal jährlich trinken (Efeu ist nicht zur Einnahme in der Schwangerschaft geeignet!).

*Zum Weiterlesen: *Madejsky 2008.*

Traditionelle Chinesische Medizin (TCM)

Die Traditionelle Chinesische Medizin entstand vor circa 3000 Jahren in China. Sie versteht den Menschen ganzheitlich und geht davon aus, dass alles, auch ein Mensch, sowohl aus Materie als auch aus Energie besteht. Beide wandeln sich beständig ineinander um. Diese Annahme stimmt mit dem überein, was Albert Einstein in seiner Relativitätstheorie formulierte. Das Wechselspiel von Energie und Materie geschieht andauernd: im Menschen, in der Umwelt und zwischen den Menschen und ihrer Umwelt. Im Körper bewegt sich die Energie Qi (gesprochen Tschi) auf Energiebahnen, den Meridianen. Sie wird als Yin und Yang beschrieben, als zwei unterschiedliche Qualitäten, die beide auch in der jeweils anderen enthalten sind und sich idealerweise in ihrer Summe miteinander im Gleichgewicht befinden. Wenn die Balance gestört ist und die Energie nicht frei fließen kann, entstehen Beschwerden oder Krankheiten. Die Verfahren der TCM dienen alle dazu, das Gleichgewicht von Yin und Yang herzustellen und die Lebensenergie Qi zu kräftigen. Wie bei der Homöopathie steht auch in der TCM am Anfang einer Behandlung eine ausführliche Diagnostik. Die Person, ihr Puls, ihre Zunge, ihre Lebensweise und ihre Beschwerden werden angeschaut.

Ein ganzheitliches Menschenbild

Die Energie Qi bewegt sich im Körper auf Energiebahnen

Qi besteht aus Yin und Yang

Die Verfahren der TCM dienen dazu, das Gleichgewicht von Yin und Yang herzustellen

Die TCM sieht mehrere mögliche Anlässe für die Entstehung von Myomen: Zum einen können Stress, Frustration und unterdrückte Wut die Auslöser sein. Sie greifen die Leberenergie an und führen möglicherweise langfristig zu einem Qi- oder Blutstau im Körper. Auch ein langsamer Stoffwechsel und eine eingeschränkte Ausscheidung bedeuten eine schwache Leberenergie. Zum anderen können auch Kälte und Frieren zur Myombildung beitragen. Sie schwächen die wärmende Energie der Nieren und auch der Hormondrüsen und bewirken somit möglicherweise ein Ungleichgewicht im Hormonsystem (Blasenmeridian). Es kann auch ein Ungleichgewicht im Magen-Milz-Meridian vorliegen. Er verläuft seitlich an den Brüsten, durch die Gebärmutter und entlang der Eierstöcke. Gebärmuttermyome, Zysten an den Eierstöcken, Schilddrüsenprobleme oder Knoten und Zysten in der Brust sind mögliche Symptome.

Konstellationen bei Myomentstehung

Einzelne Behandlungsverfahren der TCM:
- Teemischungen
- Akupunktur
- Ernährungsempfehlungen
- Tai-Chi und Qigong
- Tuina-Massage

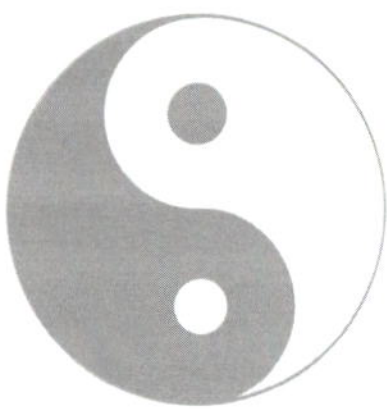

Traditionell stehen In China bei der ärztlichen Behandlung die Teemischungen im Vordergrund. Bei uns ist die Akupunktur die bekanntere Methode, weil sie einfacher zu erlernen ist. Beide Verfahren können bei Myomen angewendet werden. Auch Ernährungsempfehlungen sind ein wichtiger Bestandteil jeder TCM-Therapie. Sie hängen im Einzelnen wiederum davon ab, welche Energiequalität blockiert ist und Stärkung braucht. Die TCM kennt außerdem zwei Bewegungstherapieformen: Das Tai-Chi (gespr. Tei Tschi) und das Qigong (gespr. Tschi Gong). Tai-Chi sind fließende Bewegungen in Ruhe. Sie haben einen eher ausgleichenden Effekt auf die Energie und wirken präventiv. Qigong sind ebenfalls Bewegungsübungen. Es gibt unterschiedliche Formen. Beim medizinischen Qigong werden nach dem Anamnesegespräch einige Übungen ausgewählt, die direkt auf bestimmte Meridiane einwirken. Bei der Tuina-Massage wie auch beim Shiatsu stimuliert die Therapeutin durch gezielten Fingerdruck Meridianpunkte. Bei der Moxibustion wird dieser Effekt durch die Wärme einer angezündeten Kräuter-Zigarre aus Beifußkraut hergestellt.

Bei der Anwendung all dieser Verfahren ist es sinnvoll, zu einer Fachfrau zu gehen, die anhand Ihres Beschwerdebildes einen Behandlungsvorschlag macht, und mit der Sie besprechen, was für Sie passt.
Zum Weiterlesen: Patzek 1999; Rebstock 2003.

Neue Ansätze

Vitamin D

Im Moment ist Vitamin D im Blickpunkt des Interesses und es gibt erste Studien mit Frauen mit Myomen. Die weisen darauf hin, dass niedrige Vitamin D-Werte mit stärkeren Myom-Beschwerden einhergehen könnten. Hier ist weitere Forschung nötig.

Grüntee-Extrakt

Auch ein Bestandteil von Grüntee-Extrakt, Epigallocatechingallat, benötigt weitere Erforschung um zu klären, ob er ein Myomwachstum hemmen kann. *Zum Weiterlesen: Khan 2014.*

Osteopathie

Die Osteopathie ist eine ganzheitliche, auf Anatomie und Physiologie basierende Methode. Sie umfasst die manuelle (lateinisch: manus = Hand) Diagnostik und Therapie am Bewegungssystem, an den inneren Organen und am Nervensystem. Die OsteopathIn arbeitet allein mit ihren Händen. Die Therapie stellt den Abbau von Blockaden und die Wiederherstellung des Gleichgewichts aller Körpersysteme in den Mittelpunkt. Sie richtet sich nicht auf die Behandlung der Krankheitssymptome. Es ist das Ziel, die Selbstheilungskräfte der Patientin zu aktivieren, um so einen lang anhaltenden Effekt zu erreichen.

Die OsteopathIn behandelt allein mit ihren Händen

Die OsteopathIn erhebt beim ersten Termin einen genauen Befund. Sie fragt nach akuten Beschwerden, Auslösern, dem allgemeinen Gesundheitszustand, seelischen Erschütterungen, bisherigen Untersuchungen. Sie schaut sich den Körper an und macht eine Tastuntersuchung, nimmt beispielsweise Schwellungen, Überwärmungen oder die Festigkeit des Gewebes wahr. Dabei liegt das Augenmerk auf denjenigen Stellen, die besonders fest sind.

Bei Frauen mit Myomen finden die BehandlerInnen häufig folgendes:

- Einen Sturz auf das Steißbein oder Becken in der Vorgeschichte
- Eine veränderte Spannung in der Aufhängung der Gebärmutter z.B. durch eine schwere Geburt, eine Ausschabung, eine Entzündung u.v.m. – sie ist weniger beweglich
- Eine gestörte Versorgung durch komprimierte Blutgefäße, das venöse Blut ist gestaut.

Auch im osteopathischen Verständnis beeinflussen sich die Organsysteme Gebärmutter und Leber. Unter anderem werden Gerinnungsfaktoren des Blutes in der Leber hergestellt – auch von dort kann ein Einfluss auf eine etwaige lange Blutung kommen.

Die Behandlungen der einzelnen Frauen unterscheiden sich sehr – mal liegt der anfängliche Schwerpunkt z.B. bei einem alten Schleudertrauma, mal muss der linke Knöchel wieder in die Achse gebracht werden, damit das Becken aus seiner Torsion (Verdrehung) herauskommt. Ziel ist eine homogene Weichheit und gute Versorgung des kleinen Beckens, um der Frau die Verkleinerung der Myome zu ermöglichen. Die ersten 5 Behandlungen erfolgen im Abstand von ungefähr 4 Wochen, um alte Verletzungen und Einschränkungen in den verschiedenen Systemen in Ruhe zu beheben. Wenn die Beweglichkeiten und vor allem die Durchblutungssituation im Becken gut hergestellt sind, dann können zwischen den Terminen auch einige Monate vergehen.

Ziel ist eine homogene Weichheit und gute Versorgung des kleinen Beckens

Hormone

Der zweite konservative schulmedizinische Behandlungsweg ist der Einsatz von Hormonen. Da das Wachstum von Myomen mit Hormonen in Zusammenhang steht, ist dies eine nahe liegende Idee – sie fußt auf einem eher mechanistischen Verständnis des Körpers.

Wenn wir davon ausgehen, dass Myome bei einer Östrogendominanz wachsen, dann ist theoretisch eine Verringerung der Östrogenmenge wünschenswert. Wenn wir annehmen, dass nur oder auch Progesteron das Wachstum befördert, dann kann man an eine Schwächung der Progesteronseite denken. Wenn wir hingegen annehmen, dass es ein optimales Verhältnis zwischen den Mengen an Östrogen und Progesteron gibt, dann führen wir ggf. Progesteron zu. Wenn wir beide, Östrogen und Progesteron ursächlich für beteiligt halten, dann könnten wir die Produktion der beiden Hormone unterbinden. Ähnliche Überlegungen wie zum Thema Myomwachstum können wir auch anstellen zum Thema Blutungsstärke.

Für nahezu alle diese Überlegungen gibt es inzwischen Wirkstoffe und Medikamente. Aber ganz so einfach ist es nicht: Die Wirkung von Hormonen und von ihrem Zusammenspiel ist komplex. Sobald ich an einer Stelle eingreife, verändert sich das gesamte Gefüge. Vielleicht erreiche ich wirklich das anvisierte Ziel, z.B. eine Verringerung der Blutungsstärke. Gleichzeitig können bei der Einnahme aber auch ganz andere Veränderungen auftreten wie Kopfschmerz oder Migräneneigung, eine Gewichtszunahme, eine depressive Stimmungslage, Hautveränderungen, Haarausfall, Abnahme der sexuellen Lust oder ein erhöhtes Thromboserisiko. Es ist bis heute nicht ganz geklärt, inwieweit die Einnahme von Östrogenen und Gestagenen die Wahrscheinlichkeit, viele Jahre später an (Brust-) Krebs zu erkranken, erhöht. Deswegen gilt es umsichtig zu sein und eine hormonelle Behandlung zurückhaltend und unter Abwägung der erhofften Wirkung und möglichen Nebenwirkungen einzusetzen. Z.B wenn Not herrscht, weil eine Blutung nicht aufhört, oder zur Vermeidung einer Operation, oder wenn schon viel anderes ohne Erfolg versucht wurde.

Die Wirkung von Hormonen und von ihrem Zusammenspiel ist äußerst komplex.

Unerwünschte Wirkungen

Starke Blutungen

Vor allem wenn anhaltende starke Blutungen ein Thema sind werden in der Schulmedizin Gestagene verordnet – das sind verschiedene synthetisch hergestellte Substanzen, die dem körpereigenen Gelbkörperhormon ähneln. Es gibt sie in unterschiedlichen Anwendungsformen:

Die „Pille“

Eine mit Östrogen kombinierte gestagenbetonte Pille oder eine Minipille, die allein ein Gestagen enthält, ist meist der erste Schritt in der schulmedizinischen hormonellen Behandlung. Sie sollen die Stärke der Menstruationsblutungen verringern.

Hormonspirale

Eine theoretische Möglichkeit mit einer deutlich geringeren Hormonmenge (ohne Östrogenbeimischung) ist die gestagenhaltige Spirale. Wie die Pille ist sie zur Schwangerschaftsverhütung gedacht. Sie bewirkt unter anderem, dass die Schleimhaut sich kaum noch aufbaut und die Blutung im Laufe weniger Monate sehr viel schwächer wird oder ganz aufhört. Die Spirale ist aber selten eine Möglichkeit bei Myomen: Myome, die starke Blutungen bewirken, wachsen in der Gebärmutterwand oder unter der Schleimhaut und verändern die Form der Gebärmutterhöhle oft so, dass eine Spirale nicht angewendet werden kann.

Gestagen kurzfristig

Manchmal wird auch ein reines Gestagenpräparat – das ist wieder etwas anderes als eine Minipille - versucht, vor allem, um konkret eine starke anhaltende Blutung zu stoppen. Die Einnahme erstreckt sich über 10 – 12 Tage. Die Blutung sollte innerhalb weniger Tage aufhören oder deutlich schwächer werden. Meistens, nicht immer, gelingt das auch.

Manchmal helfen diese Hormonpräparate bei Myombeschwerden. Es kommt aber auch vor, dass sie die Beschwerden verstärken.

Natürliches Progesteron

Wenn es denn ein Hormon für eine längerfristige Anwendung sein soll, um ausgleichend auf das hormonelle Geschehen zu wirken, ist das so genannte natürliche Progesteron den Gestagenen vorzuziehen. Es ist unter SchulmedizinerInnen weniger bekannt und die Forschung hierzu ist eher dürftig. Es gehört aber seiner Art nach – es handelt sich um ein Hormonpräparat – zum schulmedizinischen Vorgehen. Es wird aus dem Pflanzenstoff Diosgenin synthetisiert, der in Yamswurzelgewächsen enthalten ist. Der Begriff „natürlich" bedeutet hier, dass die chemische Zusammensetzung identisch mit der des körpereigenen Gelbkörperhormons ist. Dadurch ist dieser Wirkstoff dem Körper bekannt und die Nebenwirkungen sind – nach unserem heutigen Wissen – weit geringer als bei Gestagenen. Progesteron ist – wie alle Hormonpräparate – verschreibungspflichtig. Sie können es als Fertigpräparat in Form von Gel oder als Kapsel bekommen. Manche ApothekerInnen stellen Progesteroncremes oder -zäpfchen selbst her.

Die chemische Zusammensetzung ist identisch mit der des körpereigenen Gelbkörperhormons

Die Anwendung von Hormonen ist immer mit einem Ausprobieren verbunden, da jede Frau anders darauf reagiert. Das gilt auch für das natürliche Progesteron. Es wird diskutiert, wie sich die unterschiedlichen Anwendungsformen - Kapsel zum Einnehmen, Creme, Scheidenzäpfchen - abhängig von den Beschwerden auswirken.

Verschiedene Anwendungsformen

Über den oralen Weg, also das Schlucken einer Kapsel, nimmt das Progesteron den normalen Verdauungsweg durch den Körper. Es gelangt in die Leber und wird dort verstoffwechselt. Übrig bleiben dann vor allem Abbauprodukte (Metaboliten). Von dem ursprünglichen Progesteron kommt kaum noch etwas an seinen Bestimmungsort, das sind hier die Rezeptoren in der Gebärmutter, an. Es ist auch möglich, den Weg über die Haut zu wählen und die Creme am Bauch, Oberschenkel oder der Armbeuge aufzutragen. Meistens wird jedoch bei Myomen das Progesteron als Kapsel oder Zäpfchen in die Vagina eingeführt. Damit wird es so nah wie möglich an die Gebärmutter, den Ort des Myomwachstums, gebracht. Der Zeitpunkt der Anwendung ist die zweite Zyklushälfte. Aber auch das ist, genauso wie die verwendete Menge, eine Frage des Ausprobierens.

Verschiedene Wirkungen

Manche Frauen berichten, dass die Myome während einer Behandlung mit niedrig dosiertem natürlichem Progesteron zu wachsen aufhören oder dass die Beschwerden sich bessern. Das kann auch für andere Symptome gelten wie beispielsweise Migräne. Manche Behandlerinnen machen die Erfahrung, dass das Progesteron, abhängig von der Dosierung, Beschwerden abschwächen oder verstärken kann. So ist es auch bei Myomen möglich, dass Progesteron ein Wachstum fördern kann. Verringern Sie die Dosis oder beenden Sie gegebenenfalls die Anwendung von Progesteron, falls die Myome weiter wachsen.

Progesteron kann Beschwerden abschwächen oder verstärken

Noch ist uns vieles über die feinen Wirkweisen und Zusammenhänge von Hormonen untereinander und mit anderen Stoffen im Körper nicht bekannt. Und leider wird hierzu auch sehr wenig Forschung betrieben.

Zum Weiterlesen: Lethaby 2005.

Ulipristalacetat (UPA)

Seit 2012 ist mit Ulipristalacetat ein Wirkstoff auf dem Markt, der speziell für die Behandlung bei Myomen zugelassen ist. UPA ist ein Progesteronrezeptormodulator. Es kann eine Progesteronwirkung auslösen oder hemmen. Im Myom blockiert es den Progesteronrezeptor. Das bedeutet, dass das Progesteron (Gelbkörperhormon) nicht an seinen Andockstellen wirksam werden kann.

Es blockiert den Progesteronrezeptor

Anwendung

Eine Tablette mit 5 mg UPA täglich wird drei Monate lang eingenommen. Ursprünglich war das ausschließlich gedacht zur Vorbereitung auf eine Myome-Operation für erwachsene Frauen im fortpflanzungsfähigen Alter, die mittlere bis starke Symptome durch Gebärmuttermyome haben. Ziel ist es, eine starke Blutung einzudämmen, dabei die Eisen- und Hämoglobinwerte in den Normbereich sowie die Myome kleiner zu bekommen. So soll dann eine Operation (leichter) durchführbar werden. Es geht also um einen zeitlich begrenzten Effekt, nicht um eine längere, nachhaltige Wirkung.

Myome können für eine begrenzte Zeit kleiner werden

Laut den Studien des Herstellers werden Myome in den dreizehn Wochen im Schnitt ungefähr 20% kleiner. Bei 9 von 10 Frauen wird die Blutung schwächer, bei 7 von ihnen hört sie ganz auf. Das kann interessant sein für Frauen mit sehr starken Blutungen, vor allem kurz vor den Wechseljahren.

Durch die Wirkung auf die Hypophyse haben die meisten Frauen keinen Eisprung. Es wird aber weiterhin Östrogen gebildet; die Menge ist etwas geringer als sonst. Da manche Frauen während der Einnahme weiter einen Eisprung bekommen und also schwanger werden könnten, müssen sie bei Bedarf hormonfrei verhüten mittels Diaphragma, Kondom oder Sensiplan® (früher: NFP = Natürliche Familienplanung).

Wirkt nicht bei jeder Frau

Bei gut der Hälfte der Frauen verändert sich der Aufbau der Gebärmutterschleimhaut. Das ist ein nicht beabsichtigter Effekt, der zwei Monate nach Beenden der UPA-Einnahme wieder zurückgegangen ist. Bei einer von 10 Frauen wirkt UPA überhaupt nicht.

Nach Absetzen des Präparates setzt innerhalb von vier Wochen die Blutung wieder ein und ist etwas schwächer als zuvor. Dann kann die Frau sich entscheiden, ob sie abwarten oder eine OP oder ein anderes Verfahren durchführen lassen möchte. Die Myome behalten ihre reduzierte Größe noch circa sechs Monate bei. Danach können sie wieder auf ihre ursprüngliche Größe wachsen.

Langerfristige Anwendung

Die Behandlung darf einmal wiederholt werden, der Beginn ist dann frühestens mit der 2. Menstruationsblutung nach der ersten Behandlungssequenz. Es laufen derzeit Studien mit mehreren Behandlungszyklen. Vermutlich wird im Jahr 2015 eine Zulassung für eine mehrmalige Anwendung erteilt. Dann kann UPA mit Unterbrechungen über einen längeren Zeitraum eingenommen werden.

Unerwünschte Wirkungen

Das plötzliche Fehlen der Progesteronwirkung im Körper bedeutet eine riesige Veränderung und kann auch unerwünschte Folgen haben:

(Sehr) häufig sind: Hitzewallungen (bei jeder vierten Frau), gefolgt von Übelkeit, (Unter-)bauch-, Brust-, Kopf- oder Muskelschmerzen, Schwindel, Gebärmutterblutungen (während oder auch nach der Behandlung), erhöhter Cholesterinspiegel u.a. Gelegentlich entstehen Angst oder Stimmungsschwankungen oder anderes.

Mein Eindruck ist, dass die Rückmeldungen der Frauen und der Frauenärztinnen über die Behandlungserfolge im Durchschnitt weniger optimistisch sind als die Zahlen aus den Studien des Arzneimittelherstellers. Auch die Nebenwirkungen werden immer wieder als sehr belastend geschildert, weswegen die Frauen teilweise die Behandlung abbrechen.

Es ist bisher keine Aussage möglich, ob die Behandlung langfristig Einfluss hat auf die Wahrscheinlichkeit, dass eine Krebs-, Herz-Kreislauf- oder andere Erkrankung bei Frauen entsteht.

GnRH-Analoga

Sie unterbinden im Gehirn die Produktion von Geschlechtshormonen

Die radikalste Wirkung auf hormoneller Ebene haben die GnRH-Analoga (GnRH: Gonadotropin Releasing Hormone). Es gibt sie meist als Depotspritze für jeweils einen Monat. Sie hemmen im Gehirn in der Hypophyse die Produktion der beiden Hormone FSH und LH, die für die Bildung der Geschlechtshormone verantwortlich sind, und schalten so das gesamte Zyklusgeschehen aus. Das bedeutet eine chemische Kastration der Frau.

Massive Nebenwirkungen

Ein derart massiver Eingriff in den Körper hat viele Folgen. Die Eierstöcke bilden keine Östrogene und Progesterone mehr, Myome und die Gebärmutter schrumpfen, die Gebärmutterschleimhaut wird ausgetrocknet, es findet keine Menstruation mehr statt. Mögliche unerwünschte Wirkungen sind unter anderen Hitzewallungen – bei jeder zweiten Frau –, Trockenheit von Haut und Schleimhäuten insgesamt, weniger Lust auf Sex, Depressionen und ein Verlust an Knochenmasse.

Bei Myomen sehr selten angewendet

GnRH-Substanzen sollten nicht länger als 6 Monate und nur einmal im Leben verabreicht werden. Sie sind keine nachhaltige Therapie – wenn sie abgesetzt werden, wachsen die Myome sehr schnell wieder. Heute kommen sie bei Myomen glücklicherweise nur noch sehr selten zur Anwendung.

Zum Weiterlesen: Love 1997; Lethaby 2001; Beckermann 2004; Rabe 2014.

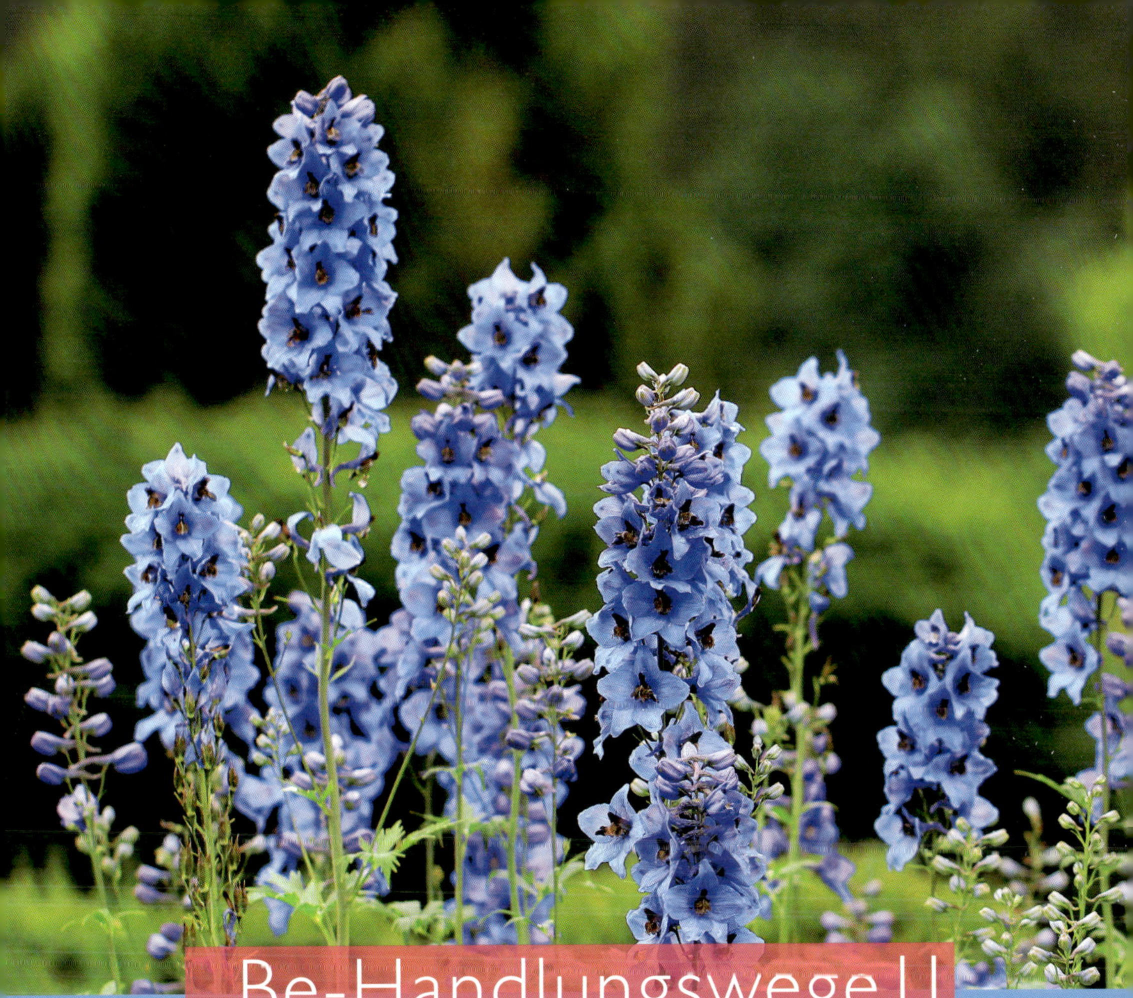

Be-Handlungswege II

Operationen, Embolisation,
fokussierter Ultraschall

Be-Handlungswege II

Operationen, Embolisation, fokussierter Ultraschall

Häufigkeiten

Die Entfernung von Myomen und die teilweise oder vollständige Gebärmutterentfernung gehören zu den häufigsten gynäkologischen Eingriffen. Bis zur Jahrtausendwende wurden bei Myomen im großen Stil Gebärmutterentfernungen verordnet, die oftmals vollkommen unnötig waren. In jüngerer Zeit ändert sich das ganz langsam. Im Jahr 2006 gab es in Deutschland in vollstationären Frauenkliniken knapp 150.000 Gebärmutterentfernungen, im Jahr 2012 waren es noch knapp 126.000. Myome waren bei mehr als der Hälfte der Gebärmutterentfernungen aufgrund gutartiger Diagnosen der Anlass zur OP.

Gebärmutterentfernungen sind leicht rückläufig

Deutliche Veränderungen gibt es in der Art und Weise, wie viel von der Gebärmutter entfernt wird. 2006 wurde bei nur circa 7.000 OPs der Gebärmutterhals erhalten, im Jahr 2012 schon fast 21.000-mal.

Die Anzahl der Myomentfernungen sinkt

Auch die Zahl der Myomentfernungen geht zurück. Von knapp 85.000 im Jahr 2006 auf circa 71.500 im Jahr 2012. Oder, anders ausgedrückt: Von 100.000 EinwohnerInnen hatten 183 im Jahr 2006 eine Myomentfernung, im Jahr 2012 waren es nur noch 152. Diese Zahlen zeigen, dass sich die Einschätzung, wann Myome oder die Gebärmutter entfernt werden müssen, endlich verändert. Weitere Veränderung ist erwünscht. Es gibt immer noch viele nicht notwendige Operationen.

Operationsverfahren

Bauchschnitt
Bauchspiegelung

Früher führte der Zugang immer entweder durch die Scheide oder über einen Bauchschnitt. Ende der 1980er-Jahre begann die Entwicklung der minimalinvasiven („Schlüsselloch"-) Chirurgie, der sogenannten Bauchspiegelung. Inzwischen ist sie etabliert und weit verbreitet. Bauchschnitte lassen sich heute fast immer vermeiden. Stattdessen werden mehrere circa einen Zentimeter lange Schnitte beim Bauchnabel und an weiteren Stellen gesetzt. Diese Methode ist möglich für die Myomentfernung sowie der teilweisen oder der gesamten Gebärmutterentfernung.

Die Vorteile der Bauchspiegelung liegen ganz klar darin, dass mehrere kleine Schnitte deutlich weniger belastend sind und leichter und schneller heilen als ein großer Bauchschnitt. Die Infektionsrate ist niedriger und der Blutverlust kleiner. Die Verletzungsrate benachbarter Organe ist etwas höher. Die OP-Dauer ist sehr abhängig von der Größe und Lage der Myome und der Erfahrung der OperateurIn. Alles, was entfernt wird, wird im Bauch zerkleinert und durch die kleinen Schnitte herausgeholt. Bei sehr vielen oder sehr großen Myomen kann das lange dauern. Die Einschätzung, wann die gegebenenfalls kürzere OP-Zeit einen Bauchschnitt rechtfertigt, ist bei den OperateurInnen und bei den Frauen verschieden.

Die Bauchspiegelung ist schonender

Sehr selten ergibt sich bei der Untersuchung des entfernten Gewebes im Labor ein bösartiger Befund *(vgl. S. 25)*. Wenn die OP mit Bauchspiegelung durchgeführt wurde, ist die Prognose etwas schlechter als nach einem Bauchschnitt. Meistens ist hier eine zweite Operation in den nächsten Tagen sinnvoll, um weiteres Gewebe zu entfernen und noch einmal genau zu kontrollieren.

Insgesamt betrachtet überwiegen die Vorteile der schonenderen Operation mit Bauchspiegelung ganz klar deren Nachteile.

Begleitfaktoren einer Operation

Eine Operation ist, abhängig davon, was gemacht wird, ein mehr oder weniger großer Eingriff in den Körper. Sie kann Beschwerden lindern oder ganz beseitigen und die Lebensqualität verbessern. Die meisten Frauen sind erleichtert und fühlen sich gestärkt, wenn dieser Effekt eintritt.
Die vielen zur Verfügung stehenden OP-Methoden vergrößern die Tendenz, zu einem der Verfahren „ja“ zu sagen. Operationen bergen natürlich

Verbesserung der Lebensqualität

Risiken

auch Risiken. Diese liegen vor allem in der Verletzung von Blase, Harnleiter, Darm, Blutgefäßen oder Nerven. Sie kommen bei 0,5 bis 3 von 100 Operationen vor. Wenn die Verletzung während der Operation entsteht und bemerkt wird, kann sie im Allgemeinen auch sofort behoben werden. Andernfalls folgt im ungünstigsten Fall eine zweite OP. Das ist sehr selten der Fall.

Narkose

Jede Operation erfordert eine Betäubung, um Schmerzen nicht zu spüren. Myom- oder Gebärmutterentfernungen werden unter Vollnarkose durchgeführt. In Deutschland und anderen hoch entwickelten Industrieländern sind Narkosen sehr sicher und auch eher gut verträglich. Frauen, die wegen Myomen operiert werden, sind in jüngerem oder mittlerem Alter. Längerfristige Schäden durch Narkosen sind hier richtig selten.

Vereinzelt berichten Frauen, dass sie nach einer Operation das Gefühl haben, schwer wieder zu sich zu finden, als wäre irgendetwas anders als zuvor. Das kann mit der Narkose zusammenhängen oder mit anderen Einwirkungen im Zusammenhang mit der OP.

Verwachsungen

Ein anderes Thema sind die Verwachsungen. Sie sind ein normaler Bestandteil des Heilungsprozesses im Körper. Bei jeder Myom- oder Gebärmutterentfernung entstehen Verletzungen und Schnitte an der Gebärmutter oder dem Gewebe in der Nachbarschaft. Der Körper versucht sich selbst zu helfen, indem er das Organ oder Gewebe, das im Bauch nahe an der Wunde liegt, als Abdeckung nimmt wie ein körpereigenes Pflaster. Oft sind es Darmschlingen, die dann festwachsen und in ihrer Beweglichkeit eingeschränkt werden. Verwachsungen treten bei Operationen mit Bauchschnitt *(vgl. S. 74/82)* oder bei Myomen an der hinteren Gebärmutterwand etwas häufiger auf als bei der Bauchspiegelung *(vgl. S. 63/72 ff.)* oder bei Vorderwandmyomen. Sie entstehen bei 5 bis 9 von 10 operierten Frauen und können manchmal Schmerzen, Blähungen oder andere Beschwerden machen, müssen aber nicht. Osteopathie kann hier helfen. Meistens findet der Körper mit der Zeit seinen Umgang mit der neuen Situation und es wird wieder besser.

Zum Weiterlesen: Korell 2003; Korell u. a. 2003; Ehret 2008; Gesundheitsberichterstattung des Bundes 2014.

Zufriedenheit

Die meisten Frauen sagen nach einer Heilungszeit, dass sie zufrieden sind mit der Operation und deren Auswirkungen, vor allem, wenn massive Regelblutungen auf diese Weise aufgehört haben. Dies gilt für alle unterschiedlichen Operationsverfahren. Der entscheidende Punkt ist die empfundene Besserung der Beschwerden. Weniger als zehn Prozent der Frauen würden den Eingriff nicht noch einmal vornehmen lassen, manche von ihnen leiden sehr. Gründe dafür können sein, dass die Entscheidung, besonders bei der Gebärmutterentfernung, zu schnell getroffen wurde, dass die Beschwerden sich nicht oder zu wenig gebessert haben, oder dass durch die Operation neue Beschwerden hinzugekommen sind, durch die die Frau sich schlechter fühlt als vor dem Engriff.

Rezidive – erneutes Wachstum von Myomen

Nach einer Myomentfernung können Myome erneut wachsen (rezidivieren). Die Quelle können übrig gebliebene Myomzellen sein oder neu entstehende Myome. Schätzungen gehen davon aus, dass dies innerhalb von 5 bis 10 Jahren bei 10 bis 25 von 100 Frauen vorkommt. Ob die angewandte Operationsmethode einen Einfluss hat, ist ungeklärt. Die Wahrscheinlichkeiten sind unterschiedlich hoch für die verschiedenen Myome: Gestielte Myome rezidivieren selten, intramurale Myome dagegen – unbehandelt – häufiger. Natürlich haben Sie die Möglichkeit, nach einer operativen Myomentfernung aus dem im vorherigen Kapitel beschriebenen Be-Handlungsspektrum etwas für sich auszuwählen mit dem Ziel, ein erneutes Wachsen von Myomen zu verhindern.

Was beeinflusst die Auswahl des Operationsverfahrens

Es gibt mehrere Möglichkeiten, Myome operativ zu entfernen. Sie unterscheiden sich in der Wahl des Weges, wie die OperateurIn zum Myom hinkommt. Myome sind gutartig und wachsen nicht von heute auf morgen. Daher ist es nahezu immer möglich, sich gut zu informieren, auch auf die eigene innere Stimme zu hören und so die Entscheidung für oder gegen eine Operation in aller Ruhe zu treffen.

Entscheidende Fragen

Wie wird entfernt

Über welchen Weg kommen die Operationsinstrumente in den Körper und zum Myom?

Was wird entfernt

Was wird entfernt und was bleibt erhalten?

Das Myom: Lage und Größe

Wo wächst das Myom? Wie groß ist es? Aus der Antwort auf diese beiden Fragen können Sie die Operationsmethoden herausfinden, die in Ihrer Situation theoretisch anwendbar sind.

Einstellung und Können der ÄrztInnen

Die zweite Einflussgröße liegt in den beteiligten Personen. Welche Einstellung hat Ihre FrauenärztIn und die OperateurIn zu den verschiedenen OP-Verfahren? Welche Erfahrung hat sie damit und wo liegen ihre Fähigkeiten? Welche Einstellung hat sie zur Gebärmutter? Wie sieht sie ihre Rolle als BehandlerIn: Gibt sie einen Informationsüberblick über alle in Frage kommenden Verfahren, damit Sie sich überlegen können, was Sie tun möchten? Oder bekommen Sie gleich eine Empfehlung, was angeblich das Beste sei?

Es gibt für Myome keine verbindlichen Standards, wann welches Vorgehen angezeigt ist. Jedes Verfahren hat Vor- und Nachteile, es kommt auf deren Gewichtung an. Die Empfehlungen der ÄrztInnen sind von ihrem jeweiligen Wissensstand und von persönlichen Einschätzungen geleitet.

Stationen auf dem Weg zur Entscheidung

Zweite Meinung einholen

Holen Sie sich vor einer endgültigen Entscheidung eine zweite Meinung ein: Entweder bei einer unabhängigen Beratungsstelle oder bei einer ÄrztIn, von der Sie wissen, dass sie nicht immer nur zu einer Operation oder einem bestimmten anderen Verfahren rät und Erfahrung hat mit dem Thema „gebärmuttererhaltende Eingriffe bei Myomen".

Was muss entfernt werden?

Stimmen Sie keiner „vorsorglichen" Entfernung von Gebärmutterhals, Gebärmutter oder Eierstöcken zu. Ein Großteil der Gebärmutterentfernungen aufgrund gutartiger Diagnosen ist medizinisch nicht notwendig. Und die Entfernung der Eierstöcke bedeutet eine Kastration der Frau und kann schlimme Folgen haben. Ohne triftigen Grund ist sie eine glatte Fehlbehandlung.

Schwierige Lebenssituation

Wenn Sie gerade eher eine schwere Zeit haben, beispielsweise mit Schwierigkeiten in Ihrer Beziehung, mit Ihren Kindern oder Eltern, am Arbeitsplatz oder anderswo, könnten Sie mit einer psychologisch ausgebildeten BeraterIn sprechen. Myome und damit verbundene Beschwerden können auch durch seelische Belastungen größer werden – eine Operation ist dann vielleicht nicht die richtige Entscheidung.

In Ruhe entscheiden

Nehmen Sie sich genügend Zeit und lassen Sie sich nicht unter Druck setzen. Eine ganz schnelle Entscheidung für eine Operation ist so gut wie nie notwendig. Überlegen Sie sich, wie viel Zeit Sie haben möchten und gegebenenfalls, was Sie tun können, um sich diese Zeit zu verschaffen.

Sie entscheiden

Letztlich liegt die Entscheidung in Ihrer Hand, denn es geht um Ihr Myom, um Ihren Körper, um Sie. Die Grundlage ist, dass Sie sich umfassend informiert haben, denn Sie können sich nur zwischen Alternativen entscheiden, die Sie wirklich kennen. Und ebenso wichtig ist die Frage, wo Sie für sich den Schwerpunkt setzen. Es sind Ihre persönlichen Empfindungen und Wertigkeiten, die Ihnen den Weg weisen.

Wann, wo und wie

Die Wahl der Klinik

Wenn Sie sich zur OP entschlossen haben, können Sie die Klinik wählen, in der Sie sich operieren lassen. Oft hängt die Wahl der Klinik von der Entscheidung für ein bestimmtes OP-Verfahren ab. Nicht jede Klinik bietet alle Methoden an oder hat viel Erfahrung damit.

Ambulante Operation

Sie haben bei manchen Methoden die Wahl, den Eingriff ambulant vornehmen zu lassen. Es ist von der jeweiligen Klinik abhängig, aber meistens bedeutet es, dass Sie sicher wissen, wer Sie operieren wird. Sie gehen morgens hin und kommen am Abend der OP wieder nach Hause. Sie können sich meist aber nicht selbst versorgen und auch nicht für andere sorgen, die das vielleicht gerne von Ihnen hätten. Diese Form ist für Frauen sinnvoll, die wissen, dass sie zu Hause wirklich in guten Händen sind und dort am besten wieder gesund werden.

OP in Belegklinik

Wenn Sie sich von einer ÄrztIn operieren lassen wollen, die Belegbetten in einer Klinik hat, wissen Sie sicher, wer Sie operieren wird. Wenn diese Person dieselbe ist, die Ihnen zur OP geraten hat, ist es besonders sinnvoll, dass Sie sich vor einer Entscheidung erst einmal eine zweite Meinung von unabhängiger Seite einholen.
In den Tagen nach der Operation wird Ihre OperateurIn wahrscheinlich zu Ihnen in die Klinik kommen und nach Ihnen schauen. Informieren Sie sich vorher, wie es ablaufen wird.

Stationärer Klinikaufenthalt

In einem klassischen Krankenhaus bleiben Sie, je nachdem, was gemacht wird, einige Tage stationär (wie in der Belegklinik). Im Normalfall - nicht immer - lernen Sie Ihre OperateurIn vor dem Eingriff kennen.

Gespräch und Vereinbarung über die Operation

Sie haben ein Recht auf ein Aufklärungsgespräch über die Operation und deren Folgen. In den Kliniken wird das meistens erst am Abend vor dem Eingriff durchgeführt – für Sie als Patientin ist das kein guter Zeitpunkt, denn Sie haben sich ja schon entschieden und wollen jetzt nichts mehr von unschönen Eventualitäten hören. Dennoch können Sie sich in Ruhe auf das Gespräch vorbereiten und auch eine vertraute Person mitnehmen. Am besten schreiben Sie sich alles auf, was Sie ansprechen möchten. Fragen Sie alles, was Sie wissen wollen, auch wenn es Ihnen plötzlich nicht mehr so wichtig erscheint. Und vereinbaren Sie schriftlich, was genau gemacht wird und was nicht. Wenn Sie nicht gut Deutsch sprechen, bitten Sie schon vorab darum, dass eine Dolmetscherin da ist, oder bringen Sie selbst eine mit.

Der richtige Zeitpunkt

Der beste Zeitraum für Operationen an der Gebärmutter ist nach der Menstruation und vor dem Eisprung. Die Blutungsneigung ist dann am geringsten und durch den Einfluss des Östrogens sind die Gewebeschichten am besten zu unterscheiden. Manche OperateurInnen operieren aber auch unabhängig vom Zykluszeitpunkt.

Hilfe organisieren

Klären Sie frühzeitig, wer Ihnen nach der OP wann hilft, für Sie einkauft, wäscht und Sie insgesamt unterstützt. Sie können eventuell nicht gut gehen und dürfen erst einmal nicht schwer tragen.

Ausgeruht in die Klinik

Am besten gehen Sie ausgeruht zur Operation. Versuchen Sie nicht, vor der OP noch alles wegzuarbeiten, daheim wie in der Arbeit. Sie können sich einen Termin ein, zwei Wochen vor der Operation setzen, und ab dann Ihr eigenes Kur-Programm starten. Tun Sie mehr von dem, was Ihnen gut tut, und lassen Sie alles andere möglichst bleiben. Je ausgeruhter Sie sind, umso besser verkraften Sie den Eingriff.

Operative Entfernung von Myomen

Operationsmethoden

Lage, Größe und Anzahl der Myome

Die meisten Myome können operativ gebärmuttererhaltend mithilfe einer Bauchspiegelung, eines Bauchschnitts oder einer Gebärmutterspiegelung entfernt werden. Entscheidend für die Wahl der Operationsmethode ist die Lage der Myome, ihre Größe und Anzahl.

Intramural
subserös
intraligamentär

Intramurale Myome, also solche, die in der Muskelschicht der Gebärmutterwand liegen, subseröse Myome, die unter der Außenhaut der Gebärmutter liegen und intraligamentäre Myome, die außen neben der Gebärmutter/im Bindegewebe wachsen, können mittels Bauchspiegelung (Laparoskopie) oder Bauchschnitt (Laparotomie) entfernt werden.

Submukös

Submuköse Myome, auch gestielte, die unter der Gebärmutterschleimhaut wachsen, werden im Allgemeinen vaginal (durch die Scheide) mit einer Gebärmutterspiegelung operiert.

Myomentfernung durch die Vagina

Myome, die unter der Gebärmutterschleimhaut in Richtung Gebärmutterhöhle wachsen, können über den Weg durch die Vagina entfernt werden. Dies ist die einfachste Operationsmethode bei Myomen. Die Grenze dieses Verfahrens liegt ungefähr bei einer Myomgröße über 5 cm, bei mehr als drei submukösen Myomen gleichzeitig, bei großem intramuralem Myomanteil oder bei einer stark vergrößerten Gebärmutter.

Hysteroskopie =
Gebärmutter-
spiegelung

Ein Hysteroskop ist eine kleine Röhre mit einer Lichtquelle, einer Leitung für Gas oder Flüssigkeit und einer kleinen Kamera, die ein Bild auf einen Monitor überträgt. Wenn damit eine Gebärmutterspiegelung zu rein diagnostischen Zwecken gemacht wird, also die Gebärmutterhöhle angeschaut wird, genügt eine örtliche Betäubung. Wenn ein Myom entfernt werden soll, ist eine Vollnarkose üblich. Das verwendete Instrument ist dann ein Resektoskop. Das ist eine Art Hysteroskop, das zusätzlich mit einem Instrument zum „Schneiden“ versehen ist.

Resektoskop

Ablauf

Die OperateurIn schiebt das Resektoskop in die Vagina und durch die gedehnte Muttermundöffnung in die Gebärmutter. Sie pumpt Flüssigkeit in die Gebärmutterhöhle. Dadurch entsteht Druck, die Innenwände falten sich auseinander und die OperateurIn kann die Schleimhaut anschauen. Oft entnimmt sie dann eine Probe (Biopsie) oder sie macht eine Ausschabung, das heißt, sie „kratzt“ die obere Schicht der Schleimhaut ab. Das Myom kann sie, meist mit einer elektrischen Schlinge, wie mit einem Hobel Schicht für Schicht abtragen. Die Gebärmutter wird während der Entfernung des Myoms kontinuierlich mit Flüssigkeit durchspült. Die entfernten Gewebestückchen werden durch das Resektoskop oder mit einer Kürette, das ist eine Art langstieliger Löffel, herausgeholt. Das gesamte Gewebe wird zur Begutachtung ins Labor geschickt.

Submuköse Myome können auch einen intramuralen Anteil haben. Je tiefer das Myom in der Gebärmutterwand sitzt, umso größer ist bei der Myomentfernung das Risiko, die Wand zu durchlöchern. Die OperateurIn kann zusätzlich eine Ultraschallkontrolle über den Bauch vornehmen oder eine Laparoskopie, um mehr sehen zu können. Im Zweifelsfall bleibt ein Myomrest in der Wand.

Einschätzung

Die Methode ist gut verträglich. Mögliche Schwierigkeiten: Durch die Flüssigkeit entsteht ein großer Druck in der Gebärmutterhöhle. Dadurch wird Flüssigkeit in offen liegende Gefäße hinein gepresst, sie „verschwindet" in den Körper. Das belastet den Kreislauf. Die Flüssigkeitsmenge wird daher während der Operation kontinuierlich gemessen. Bei großem Flüssigkeitsverlust wird die Operation beendet und für einige Stunden ist eine intensive Überwachung notwendig. Gegebenenfalls kann eine zweite Operation angeschlossen werden.

Es ist auch hier möglich, dass Verwachsungen entstehen, in diesem Fall in der Gebärmutterhöhle.

Die Krankenhausaufenthaltszeit beträgt 1 bis 3 Tage, die Arbeitsunfähigkeitszeit mindestens eine Woche.*

**Die Dauer der Arbeitsunfähigkeit nach einer OP, unabhängig von der Methode, ist individuell unterschiedlich. Sie hängt von der Wundheilung, der körperlichen und psychischen Verfassung sowie der Art der Tätigkeit ab.*

Myomentfernung mit Bauchspiegelung

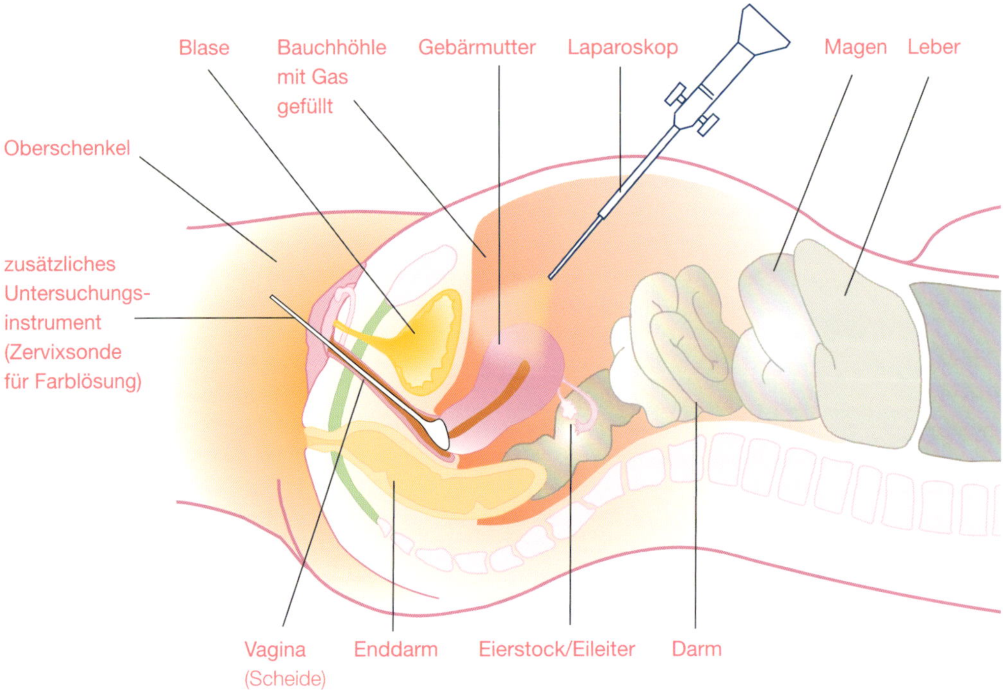

Minimalinvasive Chirurgie

Die Operationsinstrumente kommen über mehrere, circa einen Zentimeter lange Schnitte beim Bauchnabel, oberhalb des Venushaares und an weiteren Stellen in den Körper.

Ablauf

Als Erstes gilt es, den Bauchraum zu dehnen, um Platz und eine gute Sicht zu schaffen. Meistens geschieht das mit Hilfe von Kohlendioxidgas. Durch eine Nadel drückt die OperateurIn zwei bis drei Liter Gas in den Bauchraum. Als nächstes führt sie die erste Röhre (Trokar) in den Bauch ein und bringt Licht und ein kleines optisches System (Endoskop) ins Innere. Dies überträgt ein Bild auf einen Monitor. Das System wird an eine Videokamera angeschlossen, damit das ganze Geschehen aufgezeichnet werden kann. Die OperateurIn kann durch Blick auf den Bildschirm indirekt in den Bauch hineinschauen. Durch weitere Führungshülsen bringt sie die Instrumente ein, die sie benötigt. Durch die Scheide kann sie einen Stab in die Gebärmutterhöhle einführen und damit die Gebärmutter bewegen. Sie hält die Gebärmutter beziehungsweise das Myom mit einer Zange oder einem Myombohrer fest. Dann koaguliert sie eine kleine Strecke oberhalb des Myoms, das heißt, sie „schneidet" mit Hilfe von elektrischem Strom. Blutgefäße werden dabei gleichzeitig verschlossen, um Blutungen zu verhindern. So schneidet sie Schicht für Schicht in die Außenhaut (Serosa) der Gebärmutter, bei intramuralen Myomen auch in die Muskelschicht. Sie spaltet die darunter liegende Pseudokapsel des Myoms und schält das Myom sorgfältig heraus (Enukleation). Das Myom wird im Bauch mit einem Gerät (Morcellator) in kleine Stückchen zerlegt, die über eine Röhre nach außen gesaugt werden. Sie näht die Wunde an der Gebärmutter in mehreren Schichten, schaut alles noch einmal genau an und spült den Bauchraum sorgfältig durch. Dann werden alle Instrumente entfernt und die äußeren Schnitte genäht oder mit einer Art Pflaster zusammengehalten.

Mögliche seltene Komplikationen sind Verletzungen umliegender Organe – vor allem der Blase und des Dünndarms – sowie von Blutgefäßen oder Nervensträngen. Sie kommen eher zu Beginn der OP und bei Verwachsungen vor. Die OperateurIn kann erst in den Bauch hineinsehen, nachdem sie das Gas und die Kamera hineingebracht hat. Sehr starke Blutungen und Infektionen treten selten auf. Häufig sind Schmerzen nach der OP im Schulterbereich, die auch durch die Gasreste im Körper entstehen.

Einschätzung

Die Vorteile der Bauchspiegelung liegen ganz klar darin, dass mehrere kleine Schnitte deutlich weniger belastend sind und leichter und schneller heilen als ein großer Bauchschnitt *(vgl. S. 63)*. Die OP-Dauer ist abhängig von der Anzahl, Größe und Lage der Myome; sie kann 1 bis 4 Stunden betragen. Auch die Erfahrung der OperateurIn hat einen großen Einfluss auf die Länge und den Ablauf der Operation.

Die Bauchspiegelung kann stationär oder auch ambulant durchgeführt werden. Beim ambulanten Eingriff ist ein anschließender Umzug in eine Klinik zur Heilungsbetreuung für die ersten Tage überlegenswert. Manche Tageskliniken haben inzwischen Bettenzimmer eingerichtet und bieten die Möglichkeit an, ein oder zwei Tage zu bleiben. Der stationäre Krankenhausaufenthalt dauert je nach Ausdehnung des Wundgebietes und der Blutung bei der Operation einige Tage, die Arbeitsunfähigkeit ungefähr 3 Wochen.

Die laparoskopische OP-Technik erfordert ganz andere Fertigkeiten als der Bauchschnitt. Sie ist inzwischen eine gut etablierte Methode. Es ist wichtig, dass die OperateurInnen viel Erfahrung damit haben. Im Frauengesundheitszentrum können Sie AnsprechpartnerInnen erfahren.

Myomentfernung mit Bauchschnitt

Für sehr große, schwer zugängliche oder sehr viele Myome ist der Bauchschnitt trotz längerer Heilungsdauer und stärkeren Schmerzen nach der Operation manchmal die Methode der Wahl. Die operierende Person kann dann besser sehen und hantieren als bei einer Bauchspiegelung. Die OP-Dauer und die Narkosezeit sind dadurch kürzer als bei einem vergleichbaren Eingriff per Bauchspiegelung.

Ablauf

Der Bauchschnitt wird meistens sechs bis zehn cm lang waagerecht über dem Venushaar gesetzt. Die OperateurIn durchschneidet die Haut und das darunter liegende Fettgewebe. Sie durchtrennt die Faszie, eine feste, weiße Bindegewebsplatte, und löst sie von dem Bauchmuskel, der darunter liegt. Nach dem Auseinanderziehen des Bauchmuskels durchtrennt sie die darunter liegende Faszie und öffnet vorsichtig das Bauchfell, das das Becken auskleidet und wie ein zartes Tuch die Organe umhüllt: Die Gebärmutter wird sichtbar. Die OperateurIn tastet die Gebärmutter und hebt sie ein Stück an, damit sie besser sehen und arbeiten kann. Sie fixiert das Organ so, dass die Myome gut erreichbar sind und klemmt Blutgefäße ab. Dann öffnet sie die Myomkapsel und schält das Myom heraus. Am Ende werden die durchtrennten Gewebe einzeln Schicht für Schicht vernäht. Hier hat die OP mit Bauchschnitt eventuell einen Vorteil gegenüber dem minimalinvasiven Vorgehen: Das Vernähen der einzelnen Gebärmutterschichten gelingt unter Umständen besser. Dies ist für Frauen interessant, deren Myom in der Muskelschicht wächst und die (vielleicht) schwanger werden wollen. Da der offene Bauchschnitt aber insgesamt belastender und mit viel längerer Heilungszeit verbunden ist, wird er immer seltener gemacht.

Einschätzung

Der Krankenhausaufenthalt dauert ungefähr 5 Tage, die Arbeitsunfähigkeit 3 Wochen oder auch deutlich länger.

Homöopathische Unterstützung bei Myomentfernungen:

Ab dem Tag der OP:

- Staphysagria C 200,
  3 Globuli einmal tgl., 3 Tage lang
- Bellis perennis C 30,
  jeweils 3 Globuli alle 2 Stunden,
  3 - 4 Tage lang

Sobald Tee wieder möglich ist:

- 3 Tassen Schafgarbentee tgl. oder auch 3 Messbecher Schafgarbenfrischpflanzenpresssaft, einige Tage lang.

Zusätzlich ist es hilfreich, ab dem 3. oder 4. Tag noch Alchemilla- (Frauenmantel) Urtinktur einzunehmen, 3 Mal täglich 4 Tropfen in etwas Wasser.

(Braune 2012)

Entfernung des Gebärmutterkörpers oder der gesamten Gebärmutter (Hysterektomie)

Vorbereitung auf die Operation

Wenn Ihnen zu einer Gebärmutterentfernung geraten wurde, lesen Sie in Ruhe die bei Operationen genannten Punkte *(S. 68 ff.)*. Wenn Sie diese Schritte schon gemacht haben und sich aus Ihren Gründen für diesen Eingriff entschieden haben, können Sie sich innerlich weiter vorbereiten. Es ist sehr hilfreich, wenn Sie sich darauf einstellen, von Ihrer Gebärmutter Abschied zu nehmen. Sie können beispielsweise all das Schöne wie auch das Unangenehme, das Sie im Zusammenhang mit ihrer Gebärmutter erlebt haben, vor Ihrem geistigen Auge Revue passieren lassen. Sie können sich und Ihrer Gebärmutter erklären, warum Sie sich jetzt von ihr trennen werden. Lauschen Sie in sich hinein: Möchte Ihre Gebärmutter Ihnen noch etwas mitteilen? Eventuell will sie sich von ihren NachbarInnen, der Scheide, der Blase oder dem Darm, verabschieden. Vielleicht möchten Sie sich bei der Gebärmutter bedanken. Das alles kann mit Gefühlen verbunden sein – nehmen Sie sie wahr und geben Sie ihnen den passenden Raum. Vielleicht tut es Ihnen gut, mit Menschen, die Ihnen nahe stehen, oder mit einer Beraterin zu sprechen. Frauen, die eine bewusste Entscheidung treffen und von ihrer Gebärmutter Abschied nehmen, geht es mit der Operation im Allgemeinen besser. Ein durchlebter Abschied ist die beste Vorbereitung für die Zeit, die danach kommt.

Verabschieden der Gebärmutter

Mögliche Beschwerden nach der OP

Es gehört ebenfalls zur Vorbereitung auf die Operation, sich über die möglichen Beschwerden in der Zeit danach zu informieren. Auch hierfür gilt, dass es gut informierten Frauen meist besser geht. Es hilft und beruhigt auch, wenn man weiß und versteht, wodurch Schmerzen und andere Symptome entstehen.

Die Wundheilung nach einer Gebärmutterentfernung ist erst nach neun Monaten vollständig beendet. In diesem Zeitraum ist es normal, wenn deutliche Beschwerden an den Stellen auftreten, die mit der Gebärmutter verbunden waren: der Blase, dem Darm, den Eileitern, dem oberen Ende der Vagina. Harninkontinenz oder keine Lust auf Sex oder Schmerzen dabei sind häufigere Begleiterscheinungen. Manchmal kommt das hormonelle Geschehen durcheinander. Nach einer Gebärmutterentfernung kommen Frauen durchschnittlich zwei bis vier Jahre früher in die Wechseljahre. Die Wahrscheinlichkeit, dass eine Blasenschwäche (Harninkontinenz) entsteht, steigt nach einer Gebärmutterentfernung an, und Scheide, Blase, oder Darm können sich senken. Selten gibt es, wenn die Gebärmutterentfernung vor den Wechseljahren stattfindet, negative Auswirkungen auf das Herz-Kreislaufsystem.

Zum Weiterlesen: Ehret-Wagener 1994; FFGZ 2001; Buse 2003; Ehret 2008; Schuligoi 2013; Prütz 2013; Prütz 2014.

Operationsmethoden

Die Wege, über die eine Gebärmutter entfernt werden kann, sind die gleichen wie bei den Myomen. Die Operationen werden vaginal, mit Bauspiegelung oder mit Bauchschnitt durchgeführt. Bei der vaginalen Hysterektomie wird immer die gesamte Gebärmutter entfernt. Anders bei dem Weg über den Bauch: Hier kann auf Wunsch der Gebärmutterhals mit den daran befestigten Haltebändern erhalten bleiben und nur der obere Teil, der Gebärmutterkörper, entfernt werden. Bei dieser Methode verändert sich, anatomisch gesehen, wesentlich weniger als bei einer Entfernung der gesamten Gebärmutter.

Die Entfernung des Gebärmutterkörpers

Die suprazervikale Hysterektomie (oberhalb des Gebärmutterhalses)

Wenn eine Gebärmutterentfernung sein soll, dann ist diese so genannte suprazervikale Hysterektomie eine überlegenswerte Alternative. Bis Mitte des vergangenen Jahrhunderts wurde die Gebärmutter auf diese Art mit einem Bauchschnitt teilentfernt. Dann wurde durch die Weiterentwicklung der technischen Möglichkeiten und die Entwicklung von Penicillin und Antibiotika die größere Operation, die Entfernung der gesamten Gebärmutter, möglich. Seit den 1990er-Jahren ungefähr haben findige OperateurInnen die alte Methode wieder hervorgeholt und mit den heutigen technischen Möglichkeiten verbunden. Seither steigt die

Rate der teilweisen Gebärmutterentfernungen (suprazervikale Hysterektomie) kontinuierlich an. Für die in Deutschland bei Ersatzkassen versicherten Frauen standen im Jahr 2009 3.819 teilweise Gebärmutterentfernungen 18.051 ganzen Gebärmutterentfernungen gegenüber, das sind gut ein Fünftel (21%). Vier Jahre später, im Jahr 2013, war der Anteil auf ein Drittel (33%) gestiegen: 5.861 teilweise (subtotale), 11.588 Entfernungen der gesamten Gebärmutter *(vgl. Mayer 2014)*.

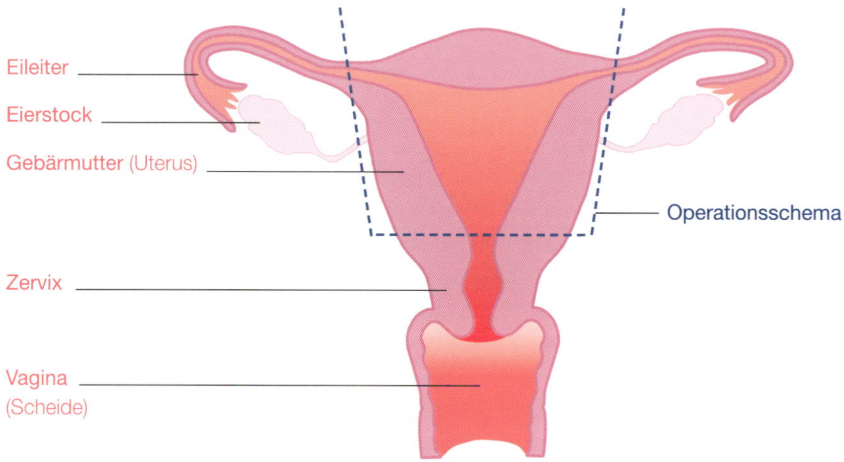

Die laparoskopische suprazervikale Hysterektomie (LASH)

Der Zugang erfolgt, wie bei der Myomentfernung beschrieben, per Bauchspiegelung: wir sprechen von einer laparoskopischen suprazervikalen Hysterektomie (LASH).

Ablauf

Die OperateurIn trennt die Eileiter von der Gebärmutter ab und verschließt die Gefäße. Sie legt den Weg zur Blase frei, schiebt sie zur Seite und bindet die Gebärmutterschlagadern ab. Nun trennt die OperateurIn den Gebärmutterkörper vom Gebärmutterhals und koaguliert den inneren Teil des verbleibenden Gebärmutterhalses. Dadurch wird die Schleimhaut weitgehend zerstört und künftige Menstruationsblu-

tungen verhindert. Sie verschließt den Schnittrand des Gebärmutterhalses mit einer Naht. Dann wird der Gebärmutterkörper zerkleinert (morzelliert) und in Stücken durch das Laparoskop aus dem Bauch geholt. Alles wird noch mal angeschaut, die Instrumente entfernt und dann die äußeren Wunden verschlossen.
Der Krankenhausaufenthalt beträgt 3 bis 4 Tage, die Arbeitsunfähigkeitszeit 2 Wochen oder länger.

Einschätzung

Dieses Verfahren hat – verglichen mit der Entfernung der gesamten Gebärmutter – den Vorteil, dass der Gebärmutterhals, die Vagina und der Beckenboden mitsamt den Bändern bleiben wie sie sind. Zuerst sah es so aus, als hätten die Frauen dadurch ein weniger verändertes Körpergefühl und Empfinden der Sexualität sowie seltener Beschwerden durch Harninkontinenz. Die Studien belegen das derzeit jedoch nicht. So oder so fühlen sich viele Frauen wohler, wenn ein Teil ihrer Gebärmutter erhalten bleibt.

Manche Frauen (bis zu jeder fünften) berichten, dass sie weiterhin schwache Menstruationsblutungen haben, die ihre Quelle in der verbliebenen Schleimhaut des Gebärmutterhalses haben. Die OperateurInnen wollen dies eher verhindern. Es ist aber möglich, einen Schleimhautrest zu belassen, wenn die Frau das gerne möchte.

Die Entfernung des Gebärmutterkörpers mit Bauchschnitt

Der Gebärmutterkörper kann alternativ auch per Bauchschnitt entfernt werden. Das wird sehr selten gemacht und ist vielleicht dann sinnvoll, wenn die Myome und/oder die Gebärmutter sehr groß sind. In diesem Fall wird der Bauchraum mit einem Schnitt geöffnet wie weiter unten bei der „Gebärmutterentfernung mit Bauchschnitt" beschrieben *(vgl. S. 82)*. Die Entfernung nur des Gebärmutterkörpers geschieht dann ähnlich wie oben bei der LASH beschrieben. Der Krankenhausaufenthalt beträgt 4 bis 6 Tage, die Arbeitsunfähigkeitszeit 2 bis 6 Wochen.

Entfernung der gesamten Gebärmutter

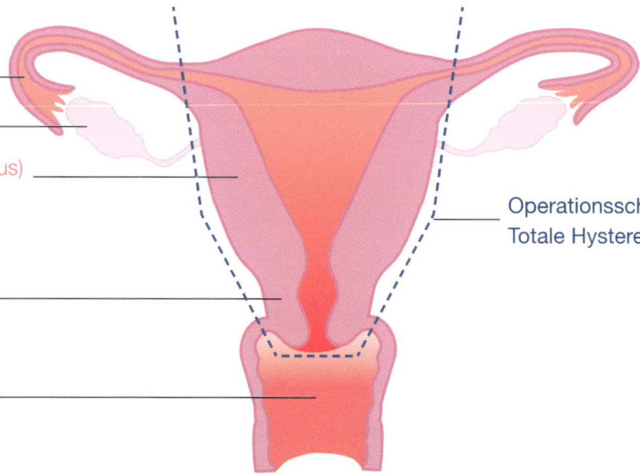

Oft ist diese OP unnötig, manchmal geht es aber nicht anders, und manche Frauen wollen auch gerne ihre Gebärmutter entfernen lassen. Wie schon bei der Myomentfernung beschrieben stehen mehrere Wege zur Verfügung.

Die vaginale Gebärmutterentfernung (VH)

Vaginale Hysterektomie (VH)

Sie ist geeignet für Frauen, die ihre gesamte Gebärmutter entfernen lassen möchten. In Frage kommt sie, wenn Sie wenige Myome haben, die eher klein sind und außen sitzen, wenn die Gebärmutter nicht zu groß ist oder wenn Sie auf natürlichem Weg geboren haben.

Ablauf

Die Frau bekommt eine Vollnarkose oder, sehr selten, eine Rückenmarksanästhesie. Ein Spekulum wird in die Scheide geschoben, wie bei der Untersuchung bei der FrauenärztIn. Damit werden die Vaginawände auseinandergedrängt und der Gebärmutterhals wird sichtbar. Die OperateurIn hält ihn mit einer Zange fest und zieht ihn nach unten. Sie durchtrennt die Verbindung des Gebärmutterhalses mit der Scheide und schiebt die Nachbarorgane Blase und Enddarm zur Seite, durchtrennt die Haltebänder der Gebärmutter und bindet die Blutgefäße ab. Nun ist die Gebärmutter nur noch an ihrem oberen Ende mit den Eileitern und Eierstöcken verbunden.

Sie werden abgetrennt, und die Gebärmutter kann aus der Vagina gezogen werden. Wenn nötig schneidet die ÄrztIn „störende" Myome vorher heraus. Die OperateurIn schaut in die Bauchhöhle, die zur Vagina hin jetzt offen ist und überprüft die umliegenden Organe, die Schnitte und Nähte. Wenn alles gut aussieht und nichts mehr blutet, schließt sie die Bauchhöhle und näht die Scheidenwände an ihrem oberen Ende zusammen. Es bleibt eine kleine Öffnung bestehen, damit noch Wundsekret abfließen kann. Nach zwei bis drei Wochen ist die Öffnung von selbst zugewachsen.

Nach 4 bis 5 Tagen können Sie das Krankenhaus verlassen. Die Arbeitsunfähigkeitszeit beträgt 2 Wochen mindestens, sie kann aber auch deutlich länger sein.

Vaginale Gebärmutterentfernung mit Bauchspiegelung kombiniert (LAVH)

Laparoskopisch assistierte vaginale Hysterektomie (LAVH)

Die vaginale Entfernung der Gebärmutter kann man auch mit einer Bauchspiegelung kombiniert durchführen (Laparoskopisch assistierte vaginale Hysterektomie – LAVH). Dabei wird zuerst die Bauchspiegelung vorgenommen, um Verdachtsdiagnosen zu klären. Wenn die OperateurIn etwas findet, beispielsweise Verwachsungen, Endometrioseherde oder eine Zyste, kann sie diese laparoskopisch entfernen. Zudem hat sie durch das Laparoskop eine wesentlich bessere Sicht in den Bauchraum als von der Vagina aus. So kann sie die Gebärmutter von den Eileitern, den Eierstöcken und den Blutgefäßen sicherer abtrennen. Sie hat auch die beiden Harnleiter besser im Blick, die nah an den Blutgefäßen der Gebärmutter verlaufen und bei der vaginalen Entfernung leichter verletzt werden können. Zum Schluss wird die Gebärmutter als Ganze durch die Vagina entfernt. Das geht schneller als auf dem laparoskopischen Weg.

Einschätzung

Die LAVH ist dann sinnvoll, wenn eine alleinige vaginale Entfernung der Gebärmutter nicht gewünscht oder möglich ist und durch die zusätzliche Laparoskopie ein Bauchschnitt vermieden wird. Als Risiken kommen die bei der Laparoskopie beschriebenen hinzu *(vgl. Bauchspiegelung, S. 63 ff.)*. Der Krankenhausaufenthalt dauert 3 bis 4 Tage, die Arbeitsunfähigkeit ebenso lang wie bei der vaginalen Hysterektomie.

Die Gebärmutterentfernung mit Bauchspiegelung (TLH)

Es ist inzwischen auch möglich, die gesamte Gebärmutter mit einer Bauchspiegelung zu entfernen. Dies ist eine Möglichkeit, wenn die bisher beschriebenen Verfahren nicht machbar oder nicht gewollt sind und so ein Bauchschnitt vermieden werden kann. Der Krankenhausaufenthalt beträgt 4 bis 6 Tage, die Arbeitsunfähigkeitszeit 2 bis 6 Wochen.

Abdominale Hysterektomie

Die Gebärmutterentfernung mit Bauchschnitt (AH)

Dies ist der größte der beschriebenen Eingriffe – der Bauch wird geöffnet und die gesamte Gebärmutter entfernt (Hysterektomie per Laparotomie).

Ablauf

Der Bauchschnitt wird meistens 6 - 10 cm lang waagerecht über dem Venushaar gesetzt. Die OperateurIn durchtrennt die Haut, das Fettgewebe und die Bindegewebsschicht darunter. Sie löst den Bauchmuskel ab, zieht ihn auseinander und trennt die nächste Bindegewebsschicht. Das Bauchfell, das das Becken auskleidet und wie ein zartes Tuch die Organe umhüllt, wird vorsichtig geöffnet: Der Gebärmutterkörper und die Harnblase, die miteinander verbunden sind, werden sichtbar. Die OperateurIn schneidet nun die Gebärmutter Stück für Stück aus ihrer Umgebung heraus: Sie durchtrennt die Verbindungen zu den Eileitern, den Bändern und den Bauchfellfalten und bindet die Blutgefäße ab. Schließlich wird die Vagina so nah wie möglich am Gebärmutterhals abgeschnitten und die Gebärmutter herausgenommen. Alle Blutungen werden gestillt und die Scheide am oberen Ende verschlossen. Die OperateurIn überprüft alles und näht dann Schicht für Schicht die Bauchdecke wieder zu. Der Platz, an dem die Gebärmutter war, wird nun von anderen Beckenorganen genutzt, z.B. dem Darm.

Einschätzung

Der offene Bauchschnitt ist mit höheren Komplikationsraten und längerer und schwierigerer Heilungszeit verbunden als die Bauchspiegelung. Der Krankenhausaufenthalt beträgt 5 bis 7 Tage, die Arbeitsunfähigkeitszeit 3 bis 6 Wochen.

Zum Weiterlesen: Ehret 2008; Debus 2010; Müller u.a. 2010; Schuligoi 2013.

Homöopathische Unterstützung bei Gebärmutterentfernungen:

Ab dem Tag der OP:

- Staphysagria C 200,
  3 Globuli einmal tgl., 3 - 6 Tage lang
- Bellis perennis C 30,
  jeweils 3 Globuli, die ersten 2 Tage stündlich, dann eher zweistündlich

Sobald Tee wieder möglich ist:

- 3 Tassen Schafgarbentee tgl. oder auch 3 Messbecher Schafgarbenfrischpflanzenpresssaft, einige Tage lang.

Zusätzlich ist es hilfreich, ab dem 3. oder 4. Tag noch Alchemilla- (Frauenmantel) Urtinktur einzunehmen, 3 Mal täglich 4 Tropfen in etwas Wasser.

(Braune 2012)

Verkleinerung von Myomen mit interventionell radiologischen Verfahren

Es gibt zwei ganz unterschiedliche Verfahren, die darauf abzielen, Myome, vor allem aber die damit verbunden Beschwerden zu verkleinern: Die Myomembolisation und die Behandlung mithilfe des Magnetresonanztomografie-gesteuerten fokussierten Ultraschalls.

Myomembolisation

Die Myomembolisation, im Fachbegriff Uterusarterienembolisation (UAE) genannt, ist ein minimalinvasives Verfahren. Es zielt darauf ab, die Blutzufuhr zum Myom zu unterbinden.

Die Blutversorgung des Myoms wird blockiert – es schrumpft

Die Myome werden ausschließlich, die Gebärmutter teilweise, von der Gebärmutterschlagader (Arteria uterina) mit Blut versorgt. Bei der Embolisation werden diejenigen Blutgefäße, die das Myom versorgen, gezielt verstopft. Mangels Durchblutung wird das Myom nun nicht mehr ernährt und schrumpft mehr oder weniger stark.

Ablauf

Am Tag vor dem Eingriff wird eine Magnetresonanztomografie durchgeführt und ein Kontrastmittel gespritzt, um ein genaues Bild von den Myomen und ihrer Blutzufuhr zu erhalten. Die BehandlerInnen sind interventionelle RadiologInnen. Sie sind die Fachleute für minimalinvasive Eingriffe auf der Basis von bildgebenden Verfahren. Die Embolisation geschieht mit örtlicher Betäubung und dauert insgesamt ungefähr eine Stunde. Sie wird unter Röntgenkontrolle durchgeführt, das heißt, der untere Bauchbereich wird während des Eingriffs 20 - 30 Minuten lang mit einem Bild pro Sekunde durchleuchtet. Über einen kleinen Schnitt (5 mm) in der Leiste wird ein dünner Plastikschlauch (Katheter) über die Schlagader des rechten Beines zur Schlagader der Gebärmutter oder direkt bis zu den Blutgefäßen geführt, die das Myom mit Blut versorgen. Die RadiologIn spritzt winzige Kunststoffkügelchen, kleiner als einen Millimeter, in den Katheter. Sie fließen zu den Blutgefäßen, setzen sich dort fest und verstopfen (embolisieren) die Blutzufuhr des Myoms. Die Schlagader der Gebärmutter hat zwei Arme. Sie werden nacheinander blockiert. Der Katheter wird entfernt und die Wunde mit einem Druckverband versorgt. Die Kunststoffkügelchen bleiben im Körper, sie gelten als gut verträglich.

Mit der Embolisation setzen – unbehandelt - sehr starke Schmerzen ein, die im Schnitt zwei bis sieben Tage anhalten können. Die Patientin bekommt vor dem Eingriff eine Infusionspumpe, in der starke Schmerzmittel (Opiate) enthalten sind. Sie kann damit die Menge selbst regulieren. Zusätzlich erhält sie weitere Schmerzmittel, zum Beispiel als Zäpfchen.

Einschätzung

Bei 3 von 100 Frauen treten Beschwerden auf, die behandelt werden müssen, wie eine Gefäßverletzung, eine Gebärmutterentzündung oder eine Thrombose im Bein. Die Beschwerden durch die Myome werden bei 8 bis 9 von 10 Frauen kleiner. Ob sie verschwinden, weiß man nicht. Die Abnahme der Beschwerden ist nicht wirklich abhängig vom Ausmaß der Myomverkleinerung. Bei 4 bis 5 von 100 Frauen, vor allem wenn sie 45 Jahre oder älter sind, setzt nach der Behandlung keine Menstruationsblutung mehr ein. Bei bis zu jeder zweiten Frau tritt das

Postembolisationssyndrom auf, das neben Schmerzen auch Müdigkeit, Übelkeit, Erbrechen und Fieber bedeutet. Leichtere Schmerzen können noch einige Wochen andauern. Die Gebärmutter wird in der Folge verstärkt von denjenigen Schlagadern mit Blut versorgt, die die Eierstöcke beliefern.
Die Aufenthaltsdauer im Krankenhaus beträgt 2 bis 4 Tage, die Arbeitsunfähigkeit circa ein bis zwei Wochen.
Die Myomembolisation wird international seit Mitte der 1990er-Jahre, in Deutschland seit dem Jahr 2000, an einigen Kliniken durchgeführt. Sie ist noch ein junges Verfahren und Ergebnisse aus Langzeitstudien fehlen bisher. Sie ist eine wenig verbreitete Methode. In Deutschland wird sie weniger als tausend Mal pro Jahr durchgeführt. Die heute gängigen Verfahren zur Entfernung von Myomen sind die oben beschriebenen Operationen.

Die Embolisation wird nicht empfohlen für Frauen, die (vielleicht) noch schwanger werden wollen, bei submukösen, subserös gestielten oder intraligamentären Myomen, wenn die Gebärmutter höher als bis zum Nabel vergrößert ist, bei Kontrastmittelallergien sowie weiteren speziellen Gegebenheiten. Manche RadiologInnen sehen ganz klar bei 10 cm Myomgröße die Grenze des Verfahrens, andere betonen, dass dies ausdrücklich nicht der Fall sei.

Die Vorteile einer Embolisation liegen hierin: Die Gebärmutter bleibt erhalten, eine Vollnarkose ist nicht nötig, es besteht keine Gefahr von großem Blutverlust. Die Frau hat meist nur einige Tage bis 2 Wochen Krankheitszeit.

Als Nachteile – neben den oben genannten – gelten: Die Frauen haben so starke Schmerzen, dass sie manchmal einige Tage lang starke Schmerzmittel (Opiate) brauchen, und nicht bei jeder Frau können die Schmerzen dadurch unterdrückt werden. Vereinzelt dauern die Schmerzen über Wochen oder Monate an. Dies kann ein Anlass sein, dann doch die Gebärmutter zu entfernen. Selten wandern Kunststoffpartikelchen weiter und können Blutgefäße von Eierstock oder Eileiter verschließen. Die Strahlenbelastung ist ein Thema – unter idealen Bedingungen ist sie ungefähr so groß wie bei 2 bis 3 Computertomografien des Bauchraums, das ist nicht wenig. Die Komplikationsraten und die Nach-Operationsraten – das sind dann Myom- oder Gebärmutterentfernungen – sind nach einer Embolisation höher als nach den operativen Eingriffen. 3 von 10 Frauen brauchen in den nächsten 2 Jahren eine weitere Behandlung. Und, da nichts entfernt wird, kann auch kein Gewebe im Labor untersucht werden.

Es gibt große Debatten über die Anwendung dieses Verfahrens in der ÄrztInnenschaft. Die KritikerInnen der Methode geben den genannten Nachteilen Gewicht und sprechen sich dafür aus, wenn überhaupt, dann einzelne, speziell ausgewählte Patientinnen mit einer Embolisation zu behandeln. Die EmbolisationsspezialistInnen hingegen propagieren das Verfahren als geeignet für alle Frauen mit Myomen, die nicht eines der Ausschlusskriterien erfüllen.

Fokussierter Ultraschall

Neues Verfahren MRgFUS, MR-HIFUS

Dieses Verfahren namens Magnetresonanztomografie-gesteuerter fokussierter Ultraschall – auch MRgFUS, MR-HIFUS – wurde 2004 erstmalig zugelassen für die Behandlung von Frauen mit Myomen. Bisher wurden weltweit über 10.000 Frauen behandelt, davon über 1.000 in Deutschland, aktuell circa 350 pro Jahr. Es ist eine neue, sehr wenig verbreitete Behandlungsmethode. Die genauen Möglichkeiten und Grenzen werden noch ausgelotet; größere systematische Langzeituntersuchungen gibt es nicht.

Bei diesem Verfahren wird ein Myom an ganz vielen Stellen durch fokussierten, also gebündelten Ultraschall punktgenau erhitzt. Dadurch stirbt das Gewebe ab. Es soll in den folgenden Wochen vom Körper langsam abgebaut werden.

Sie können sich das Ganze so vorstellen:
Wenn Sie bei Sonnenschein ein Blatt Papier auf den Boden legen, ein Vergrößerungsglas in die Hand nehmen und dann den passenden Abstand zum Papier finden, fängt das Papier an zu kokeln. Das Vergrößerungsglas bündelt die Wärme der einfallenden Sonnenstrahlen und dadurch wird es in einiger Entfernung so heiß. In der medizinischen Behandlung wird statt der Sonnenstrahlen Ultraschall intensivst gebündelt und auf das Myom gelenkt. Der passende Abstand, Winkel und auch die Energiemenge des Ultraschalls werden mithilfe eines Magnetresonanztomografiegerätes (MRT) kontinuierlich neu errechnet.

Voraussetzungen

Es gibt eine ganze Reihe von Voraussetzungen, die erfüllt sein müssen, damit eine Behandlung mit fokussiertem Ultraschall möglich ist und Aussicht auf Erfolg hat:

Das Verfahren kann am ehesten bei intramuralen Myomen angewendet werden. Die maximale Größe liegt bei 10 cm. Als machbar gelten bis zu 5 Myome mit einem Volumen bis zu 500 Kubikzentimetern (das entspricht einem halben Liter), die mittelstark durchblutet sind.

Schwach und auch stark durchblutete Myome sprechen im Allgemeinen auf die Erhitzung zu wenig an und sind eher nicht geeignet. Gestielte Myome und oft auch submuköse Myome können nicht behandelt werden.
Der Abstand der beschallten Punkte zur Außenhaut des Myoms sollte mindestens 1,5 cm betragen, zu einem Knochen 4 cm.
Es dürfen kein größeres Narbengewebe und auch keine Darmschlingen oder anderes empfindliches Gewebe „im Weg" des Ultraschalls hin zum Myom liegen.
Wegen des MRT dürfen keine Metallimplantate oder Herzschrittmacher im Körper sein und keine Allergie auf das Kontrastmittel (Gadolinium-Verbindungen) bestehen.

Für schwangere Frauen ist die Methode nicht geeignet. Ein bestehender Kinderwunsch ist nicht zu 100 Prozent ein Ausschlusskriterium. Es gibt Frauen, die nach der Behandlung mit fokussiertem Ultraschall schwanger geworden sind und ein Kind bekommen haben. Es gibt bisher zu wenig Erfahrung zu diesem Thema und aussagekräftige Studien fehlen. Daher ist es wichtig, sich hier ganz genau – auch über die möglichen Alternativen – zu informieren und abzuwägen.

Ablauf

Eine RadiologIn macht ein MRT vom Beckenbereich der Frau. Die BehandlerIn für den fokussierten Ultraschall schaut es sich an und klärt dann in einem Gespräch mit der Frau, ob für sie diese Methode anwendbar ist. Falls ja, gilt es die Kostenfrage zu klären. Die Krankenkassen müssen bisher die Kosten nicht übernehmen – einige wenige tun es dennoch generell als freiwillige Leistung, andere entscheiden im Einzelfall. Erkundigen Sie sich bei Bedarf. Die Kosten betragen circa 4.300 €.

Am Behandlungstag kommt die Frau in die Klinik. Sie bekommt einen Harnblasenkatheter, einen kleinen Plastikschlauch durch die Harnröhre in die Blase, damit die Blasenfüllung kontrolliert werden kann. Die Frau legt sich mit dem Bauch auf die Liege des MRT und nimmt ein Beruhigungs- und Schmerzmittel, sie bleibt bei Bewusstsein. Außerdem bekommt sie einen Stopp-Schalter in die Hand, mit dem sie direkt die Behandlung unterbrechen könnte, wenn sie stärkere Schmerzen oder Angst bekommen sollte. Dann wird die Liege mit der Frau in den Magnetresonanztomografen gefahren, der Kopf schaut raus.

Die RadiologIn macht Planungsbilder mit dem MRT und beginnt dann mit der Beschallung. Die Energie des fokussierten Ultraschalls ist 10.000-mal so stark wie beim diagnostischen Ultraschall. Während der Beschallung kontrolliert die BehandlerIn immer wieder, ob die Temperatur und die Energiemenge passen. Beim Auftreffen der hochenergetischen gebündelten Schallwellen im Zielpunkt im Myom entstehen dort Temperaturen zwischen 60 und 80 Grad Celsius – der Bereich wird zerstört. Dieser Vorgang wird – unterbrochen von vielen kurzen Abkühlungspausen – an unterschiedlichen Punkten im Myom wiederholt. Das Ziel ist, einen möglichst großen Bereich des Myoms zu zerstören, ohne dass dabei Organe, Nerven oder anderes in der Umgebung geschädigt werden. Am Ende macht die BehandlerIn ein MRT mit Kontrastmittel. So kann sie feststellen, welche Bereiche des Myoms nun nicht mehr durchblutet sind und wie groß der Anteil ist. Nach heutigem Wissensstand sollen vier Fünftel des Myoms zerstört werden, damit die Behandlung als erfolgreich gewertet werden kann. Die Behandlung wird ambulant durchgeführt und dauert 3 bis 4,5 Stunden.

Nach 2 Stunden Ruhezeit kann die Frau in Begleitung nach Hause gehen oder am nächsten Tag auch allein die Klinik verlassen. Die Arbeitsunfähigkeitszeit wird von den BehandlerInnen mit 1 bis 2 Tagen angegeben; viele Frauen brauchen eher eine Woche, bis sie sich wieder stabil fühlen.

Die möglichen Vorteile sind folgende:

Einschätzung

Es wird nicht mechanisch mit Instrumenten in den Körper eingegriffen, es gibt keine Vollnarkose, es entstehen weder Blutverlust noch sehr starke Schmerzen und der Eingriff ist ambulant durchführbar. Die Frau ist schnell wieder fit.

Mögliche Risiken oder Nebenwirkungen können sein:
Hitzegefühl während der Behandlung, Schmerzen im Unterleib, Rücken oder Beinen (kurzfristig, sehr selten langfristig), Übelkeit, Fieber, Schwindel, Ohnmacht, Hautverbrennungen (kurzfristig, sehr selten langfristig), Harnwegsinfekte, Ausfluss oder Schmierblutungen bis zu 3 Monaten, Darmverletzungen; Allergie auf Kontrast-, Schmerz- oder Beruhigungsmittel.
Dieses Verfahren ist in der ÄrztInnenschaft sehr umstritten: Es gibt keine

Einigkeit über die Einschätzung eines langfristigen Nutzens sowie darüber, ob der Gewebeabbau wirklich funktioniert. Und, wie bei der Embolisation auch, gilt: Da nichts aus dem Körper entfernt wird, kann auch kein Gewebe im Labor untersucht werden.

Zum Weiterlesen: Lethaby 2011.

Homöopathische Begleitbehandlung bei Embolisation und fokussiertem Ultraschall:

- Bellis perennis C 30, jeweils 3 Globuli, alle 2 Stunden 3 - 4 Tage lang
- 3 Tassen Schafgarbentee tgl. oder auch 3 Messbecher Schafgarbenfrischpflanzenpresssaft, einige Tage lang.

Zusätzlich ist es hilfreich, ab dem 3. oder 4. Tag noch Alchemilla- (Frauenmantel) Urtinktur einzunehmen, 3 Mal täglich 4 Tropfen in etwas Wasser.

(Braune 2012)

Zu guter Letzt

Nach jedem Eingriff ist es gut, sich zu schonen. Wie lange das dauert, hängt ab von der Art und der Größe des Eingriffs und davon, wie Sie sich fühlen. Das können wenige Wochen oder auch einige Monate sein. Besprechen Sie sich mit Ihrer ÄrztIn, wann Sie wieder die verschiedenen Alltagstätigkeiten, Yoga oder Sport machen können, und wann welche sexuellen Aktivitäten wieder möglich sind. Versuchen Sie geduldig und achtsam mit sich zu sein.

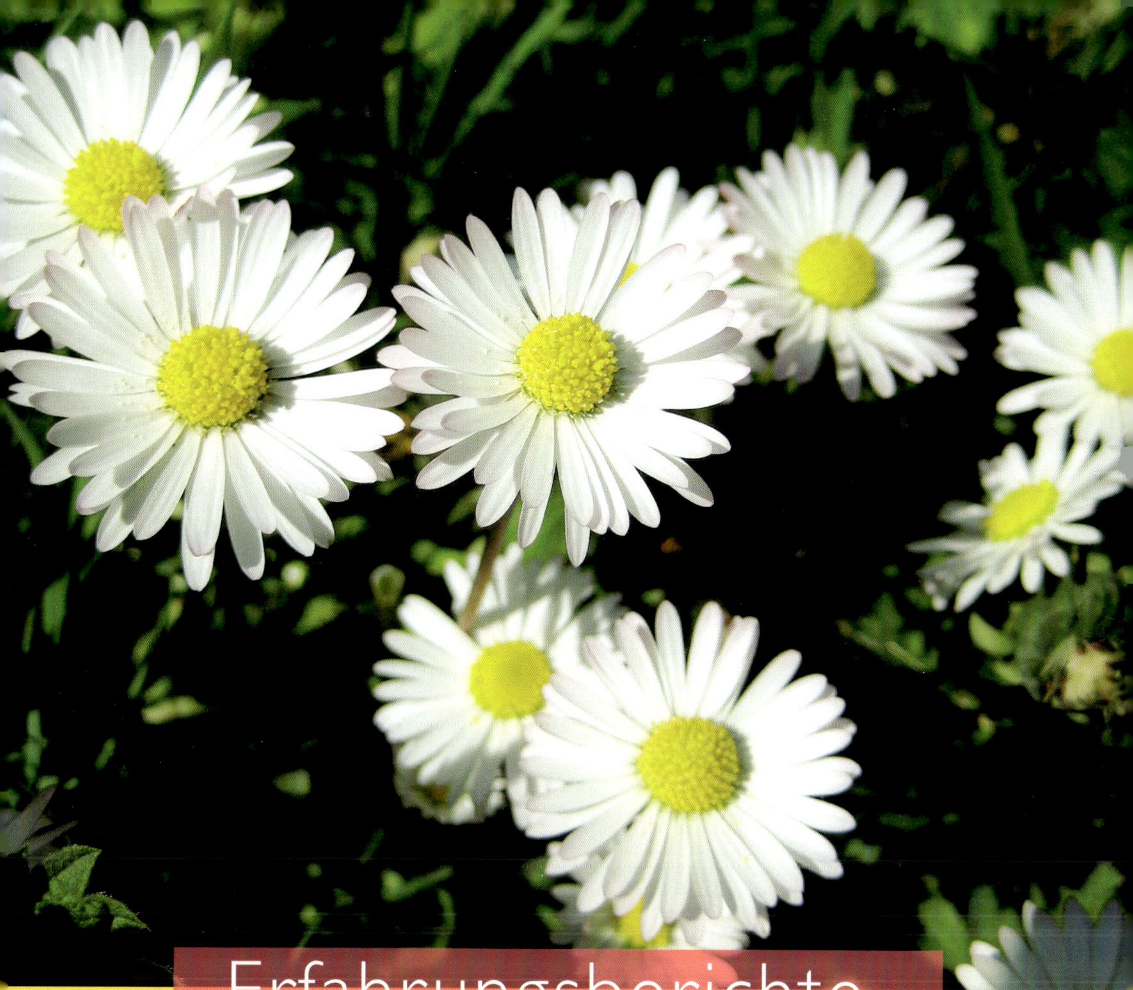

Erfahrungsberichte

Dorothee, Katharina, Hildegard,
Maria-Angelina, Ruth, Kirsten ...

Erfahrungsberichte

Dorothee

Bei mir wurde vor ca. 12 Jahren ein Myom bei einer Routineuntersuchung festgestellt. Damals war ich etwas über 40 Jahre alt, hatte 2 Töchter und weitere Kinder waren nicht geplant. Das Myom sitzt so ungünstig in der Gebärmutterwand, dass es zur damaligen Zeit keine Möglichkeit gab, das Myom gebärmuttererhaltend zu entfernen. Mein Frauenarzt riet mir damals dazu, das Myom zu beobachten und abzuwarten. Inzwischen bin ich Mitte 50 und das Myom hat eigentlich, außer einer kurzen Zeit mit ein paar sehr starken Blutungen kurz vor Beginn der Wechseljahre, keinerlei Probleme gemacht. Zu Beginn hatte es einen Durchmesser von ca. 1,5 cm. Seit zwei Jahren ist es 8 cm groß. Es besteht die Möglichkeit, dass das Myom im Laufe der Wechseljahre an Größe verliert und einfach da bleiben kann.

Katharina

Ich war in der sechsten Woche schwanger, als bei mir ein ca. 5 cm großes Fundusmyom diagnostiziert wurde. Das Myom wuchs in den ersten Schwangerschaftsmonaten rasant und hatte bald Kindskopfgröße erreicht. Niemand konnte mir zu diesem Zeitpunkt sagen, was dies für den Schwangerschaftsverlauf, für mein Kind bedeuten würde. Immer wenn ich meine Hand auf den Bauch legte, war da nicht nur das werdende Leben in mir, sondern auch, gut tastbar, das außer Kontrolle geratene Myom und damit große Angst. Es fiel mir schwer, mich auf mein Kind zu freuen, zu greifbar war die Bedrohung, es zu verlieren. Ich nahm die Hilfe einer Psychotherapeutin in Anspruch, habe versucht, bewusst Kontakt aufzunehmen mit meinem Bauch, versucht, das Kind und auch das Myom in mir zu beheimaten. In der 12. Schwangerschaftswoche hörte das Myom schlagartig auf zu wachsen. Bald konnte ich die ersten Kindsbewegungen spüren, mein Kind wuchs, meine Zuversicht auch. In der 20. Schwangerschaftswoche traten dann plötzlich sehr starke Schmerzen auf. Das Myom war unterversorgt und hatte begonnen abzusterben. Ein Arzt riet mir zur sofortigen OP, ein für mich nahezu unerträglicher Gedanke, damit womöglich das Leben meines Kindes aufs Spiel zu setzen. Dann traf ich glücklicherweise auf einen Arzt, der mir versicherte, eine OP sei unnötig, dem Kind ginge es gut, die Schmerzen könne man notfalls mit einer Schmerzbehandlung in Griff bekommen. Ich war sehr erleichtert. Entschied mich dazu, vorzeitigen Mutterschutz in Anspruch zu nehmen, meinem Körper die Ruhe zu gönnen, die er brauchte. Immerhin hatte er gleich zwei intensive Prozesse gleichzeitig zu bewerkstelligen. Innerhalb zweier Wochen legten sich die Schmerzen von allein. Auch die Nekrose stoppte. Mein Bauch wurde immer größer, das Myom war nun nicht mehr tastbar, war irgendwo an die Milz geschoben worden, verursachte aber keine Beschwerden. David, mein Sohn, wog bei der Geburt knappe 4 Kilo. Er kam nicht, wie befürchtet, zu früh auf die Welt, sondern 9 Tage nach dem errechneten Termin. Offenbar hat es ihm in meinem Bauch gefallen. Die Geburt verlief rasch und völlig problemlos. Das Myom hinderte die Gebärmutter nicht an ihrer Wehenarbeit. Auch im Nachfeld kam es zu keinen verstärkten Blutungen. Mit der Gebärmutter bildete sich auch das Myom zurück. Heute ist es 5 Zentimeter groß und verursacht kaum Beschwerden. Manchmal spüre ich es als eine Art Verspannung im Bauch. Meine Frauenärztin hat mir geraten, das Myom da zu lassen, wo es ist – und das auch in Hinblick auf eine weitere Schwangerschaft. Ich habe noch nicht entschieden, was ich mache. Ich möchte allen Frauen, die in eine ähnliche Situation geraten, Mut machen, guter Hoffnung zu sein.

Hildegard

Heute bin ich 48 Jahre alt. Die Diagnose Myome hatte ich bereits mit Mitte 30. Ich machte mir keine Sorgen, es waren nur zwei und sie waren klein (ca. 1 cm). Ich hatte jahrelang keine Beschwerden. Ich kam nicht auf die Idee einer Behandlung und auch meine damalige Gynäkologin riet abzuwarten und zu beobachten.

Irgendwann wurden es mehr und sie begannen zu wachsen, besonders eines wuchs schnell, es hatte nun 8,5 cm. Ich war mittlerweile 40. Meine damalige Gynäkologin hat mich sofort mit einer Gebärmutterentfernung konfrontiert. Ich spürte intuitiv, dass es nicht mehr lange dauern würde bis ich in die Wechseljahre kommen würde. Die Ärztin stellte das in Frage: „Woher wollen Sie das wissen? Das kann noch 10 Jahre dauern.“ Ich wollte auf jeden Fall meine Gebärmutter behalten. Im Unterschied zu meiner Mutter habe ich gerne geblutet. Also begann ich mich zu informieren. Ich graste das Internet ab, aber die Flut der Infos hat mich eher überfordert hat, anstatt mir zu helfen. Eine Beratung auf meine Person abgestimmt hätte mir mehr weitergeholfen. Ich fühlte mich insgesamt mit der Verantwortung für meinen Körper und den vielen Möglichkeiten überfordert. Ich bekam einfach kein klares

Gefühl, was richtig ist. Die OP machte mir wahnsinnig Angst. Ich habe verschiedene Ärztinnen konsultiert. Aufgrund der Größe und der Anzahl der Myome ging es immer nur um eine OP mit Bauchschnitt. Die Beschäftigung mit dem „Was-tun" ging ca. anderthalb Jahre.
Ich bekam langsam Beschwerden mit dem Wasserlassen. Die Blase war voll, aber entleeren ging nicht oder schwer und nur mit viel Zeit. Es bestand laut Ärztin die Gefahr, dass der Harnleiter abgedrückt werden könnte. Das machte mir Angst. So entschied ich mich schweren Herzens für die OP. Ich hatte große Angst, sah aber auch selbst keine andere Möglichkeit mehr. Da ich unbedingt meine Gebärmutter behalten wollte, suchte ich nach einer Ärztin, die gebärmuttererhaltend operiert. Ich argumentierte mit Kinderwunsch, den ich nicht wirklich hatte. Letztendlich entschied ich mich für eine Operateurin in H. Am Tag der OP war sie gereizt und unfreundlich, vor allem nachdem sie erfuhr, dass ich keine weiteren Zusatzversicherungen hatte, nur ganz normal pflichtversichert bin. Ich sprach an, dass ich keinen männlichen Arzt bei der Untersuchung dabei haben wollte. Dem wurde mit Augenverdrehen nachgegeben. Die Ärztin konnte mir nicht versprechen, die Myome gebärmuttererhaltend zu entfernen, sie würde aber alles in ihrer Macht stehende dafür tun. Ich litt bis zum nächsten Morgen unter starken Angstzuständen. Zum Glück kam ich als zweite an die Reihe. Nach der OP wurde ich wach und erfuhr sehr bald, dass die Operateurin 13 Myome entfernt hatte. Eines hatte eine Größe von 10 x 9 x 7 cm und mehrere waren ca. 6 cm groß. Ich freute mich über meine vorhandene Gebärmutter. Insgesamt hat mich diese OP sehr geschwächt. Ich habe ca. ein Jahr gebraucht, um mich annähernd wieder in meiner Kraft zu fühlen.
Im heutigen Rückblick würde ich einiges anders machen. Ich würde bereits mit den kleinen Myomen arbeiten (alternative Heilmethoden, traditionelle chinesische Medizin, homöopathisch, Aktivierung der Selbstheilung…).
Ich habe mich später immer wieder gefragt, ob ein unbewusster Kinderwunsch eine Rolle bei dem Wachstum spielte. Vielleicht wollte meine Gebärmutter einfach mal, dass was in ihr wächst. Ich wollte aber nie wirklich Kinder. Da ich lesbisch lebte, wurde ich auch nicht „einfach so" schwanger.
Eine weitere Idee um die Frage „Warum habe ich ein so großes Myom entwickelt" war die Idee des „nach unten verschlossen seins". Nach einer sexualisierten Gewalterfahrung im Jahre 1998 begannen die Myome sich zu bilden.
Letztendlich alles Spekulationen.

Maria-Angelina

Ich bin 43 Jahre und habe seit mehr als 10 Jahren Myome. Meine frühere Gynäkologin sagte, auf meine Frage hin, was es denn sei: „im schlimmsten Fall bekommen Sie mal Zwillinge". Ich war nicht schwanger, ich hatte Myome, ca. 1 - 1,5 cm groß. Ich freute mich damals und fragte gar nicht mehr nach, meinte, alles sei in bester Ordnung. Ich ging der Sache nicht weiter nach, habe nichts getan. Ich war einfach nicht in meiner Eigenverantwortung, das weiß ich heute.

Irgendwie wollte ich die Myome immer nur weghaben, anstatt sie anzunehmen. Mit meinem jahrelangen „Weghaben-Wollen" und nicht Annehmen habe ich scheinbar u.a. auch das Wachstum gesteigert. Irgendwann ging es so nicht mehr. Meine weit mehr als 10 Gebärmutter-Myome hatten sich in Kürze (scheinbar durch „Stress") extrem vergrößert. Mein körperliches Befinden war sehr gut.

Jedoch rieten mir alle GynäkologInnen, die ich aufsuchte, wegen der Größe der Myome zu einer sofortigen OP mit Bauchschnitt. Das wollte ich vermeiden. Und fand im Internet eine Klinik in B. und einen Operateur, der mir zusagte, die OP auf jeden Fall minimalinvasiv zu beginnen und nur, sollte es zu Komplikationen kommen, einen Bauchschnitt zu vollziehen. Er gab mir eine 50/50-Chance. Ich habe mich dann mental auf die OP gut eingestellt, u.a. durch Segnen, positive Affirmationen usw. Und im Endeffekt verlief die gesamte OP minimalinvasiv – mit einer Dauer von vier Stunden und einer Gewebeentnahme von 2,5 kg. Ein enormes Gewebevolum! ICH BIN ÜBERGLÜCKLICH über die gelungene OP.

Die Heilung verlief von Anfang an bestens und einwandfrei. Die größte Narbe misst 1,5 cm, alle anderen 5 mm.

Ich würde auch jeder Frau mit ähnlicher Thematik raten, nicht so lange zu warten, wie ich. Es geht mir gut, ich bin beschwerdefrei.

Über die ganze Sache rede ich eigentlich nicht gerne, denn jeder meiner Bekannten, Verwandten weiß nur von der Myomgeschichte... Es war, wie man sich vorstellen kann, bei so vielen Myomen kaum noch gesundes Gebärmuttergewebe übrig, und so war es nicht möglich, die Gebärmutter zu erhalten. In meinem Fall war ich so froh, dass sich der Chirurg die Mühe machte und all das Myomgewebe über die 1,5 cm großen Schnitte minimalinvasiv entfernte, auch wenn ich meine Gebärmutter gerne behalten hätte.

Ruth

Ich bin 50 Jahre alt. Mit 32 Jahren wurde ich mit der Diagnose Gebärmuttermyome konfrontiert. Es waren mindestens 3 Myome in der Gebärmutterwand, ca. 4 bis 6 cm groß. Die Frauenärztin sagte, wenn ich keine gravierenden Beschwerden hätte, bräuchte man erst mal nichts unternehmen.
Meine Beschwerden waren nicht gleichbleibend, sondern wechselnd: ein Schweregefühl im Unterbauch, häufigerer Harndrang, später dann längere und stärkere Blutungen und, in der Folge, Eisenmangel-Erschöpfung. Außerdem konnte ich die Myome, bzw. die verdickte Gebärmutter irgendwann auch durch die Bauchdecke tasten.
Das positive Gefühl, das ich mir zu meiner Menstruation erarbeitet hatte, nachdem ich jahrelang jeden Monat heftigste Schmerzen und Übelkeit gehabt hatte, war durch die Myome angeknackst. Ich interpretierte sie als Signal, dass meine Gebärmutter und meine „Weiblichkeit" mehr Zuwendung brauchten.
Rückblickend bringe ich die Myome mit meiner damaligen Lebenssituation in Verbindung: ich hinterfragte die Strukturen meiner Herkunftsfamilie und hatte viele Krisen in meiner Partnerschaft. Beruflich war ich sehr engagiert, aber prekär und unterbezahlt beschäftigt. Und ich hatte das Gefühl, immer noch auf der Suche nach meinem Platz im Leben zu sein.
Nach der Diagnose begann ich, meiner Lust aufs Singen nachzugehen und suchte mir einen Chor. Luna Yoga half gut gegen die Menstruationsbeschwerden und gegen Schwere- und Druckgefühle. Kurze Zeit war ich in einer Selbsthilfegruppe. Allerdings fand ich es schwierig, die Aktivitäten, die ich als wohltuend empfand, kontinuierlich in mein Leben zu integrieren. Als die Myome größer geworden waren und ich oft erschöpft war, ließ ich mich mit Akupunktur und Moxa-Wärme behandeln, was mir einen starken Kraftzuwachs brachte, den ich allerdings nicht für meine Heilung, sondern für alle möglichen anderen Projekte verwendete.
Manchmal linderten Kräutertees (Hirtentäschel, Schafgarbe, Rosenblüten, Himbeerblätter) meine Symptome. Zeitweise verbesserten Eisentabletten (am besten habe ich niedrig dosierte (50 mg), mit Vitamin C kombinierte, vertragen) meine körperliche Erschöpfbarkeit.
Aura- und Chakren-Meditation sowie psychotherapeutische Begleitung halfen mir, mein Leben zu verlangsamen, Raum für wirklich wichtige Dinge zu schaffen und auch schmerzhafte Empfindungen und Erlebnisse anzuschauen.
Wichtig war auch eine wirtschaftlich stabilere Stelle in einem guten KollegInnen-Team.

Über den Rat einiger Frauenärztinnen, eine OP in Erwägung zu ziehen, habe ich nachgedacht. Allerdings betrachtete ich meine Gebärmutter in meinen inneren Bildern auch als Ort, in dem meine Erfahrungen sich in Geschichten umformten, und ich hatte Angst, mir da etwas zu beschneiden. Die Ärztinnen akzeptierten meine Entscheidung gegen eine OP, aber ich hatte nicht das Gefühl, mit einer von ihnen einmal über all die Aspekte, die für mich mit den Myomen und mit meiner Gebärmutter zusammenhingen, sprechen zu können, auch wenn ich die Ärztinnen als aufgeschlossen und engagiert erlebt habe. Diese Ebene passte mit dem engen Zeittakt der medizinischen Praxis nicht zusammen.
Inzwischen war ich deutlich in den Wechseljahren. Vor etwa 4 Jahren ist eine Schilddrüsenunterfunktion bei mir festgestellt worden. Die Schilddrüsenhormone, die ich seitdem nehme, helfen mir, stabil in meiner Kraft zu sein.
Einen Zweitjob, der mir wenig Eigenständigkeit ließ, habe ich aufgegeben. Und nach längerer Singpause erneut einen Chor gefunden. Ich habe das Gefühl, meine eigenen Wege konsequenter zu verfolgen. Ich bin oft glücklich und dankbar über kleine Begebenheiten, und genieße schöne Momente. Ich bin mehr in Kontakt mit meinen Qualitäten und versuche, mich mit meinen Schwächen und den Verwirrungen meiner Vergangenheit liebevoll anzunehmen. Dass die Wechseljahre bei mir relativ früh eingetreten sind, empfinde ich als befreiend und passend.

Kirsten

Ich bin 46 Jahre. Vor 3 Jahren bekam ich die Diagnose „Myome“ zufällig bei der Früherkennungsuntersuchung. Eine Kontrolluntersuchung nach drei Monaten ergab, dass sich die Myome ziemlich vergrößert haben. Es erfolgte eine Überweisung an die Uni-Frauenklinik zwecks Operation.
Es bestehen langjährige Vorerkrankungen, die Einfluss auf das Entstehen und Wachstum der Myome gehabt haben könnten. Die Leber ist vergrößert und in ihrer Funktion eingeschränkt und ich habe mehrere chronische entzündliche Prozesse im Körper. Es bestand eine über viele Jahre anhaltende Hypermenorrhoe (sehr starke Blutung), die in den Eisenmangel führte und somit möglicherweise eine bestehende Abwehrschwäche unterhalten hat. Die Monatsblutung setzte nur für eine knappe Woche aus, um dann mit einer starken Dysmenorrhoe (Regelschmerzen) wieder einzusetzen. Hierdurch kam es zu erheblichen

Kreislaufbeschwerden. Die Krämpfe konnten nur mit einer Wärmflasche bzw. einer hochdosierten Gabe von Schüssler-Mineralien Nr. 7 Magnesium Phosphoricum gelindert werden. Aufgrund meiner Vorerkrankungen und meines zum damaligen Zeitpunkt schlechten Allgemeinzustandes entschloss ich mich zu der von den Ärzten empfohlenen operativen Entfernung der Gebärmutter per Laparoskopie durch die Scheide (LAVH). Ein Bauchschnitt war glücklicherweise nicht erforderlich. Durch die Entfernung der Gebärmutter bin ich nicht in die Wechseljahre versetzt worden. Die Eierstöcke sind verblieben, die Eileiter wurden entfernt. Bei dieser Operation wurden dann auch erstmalig einige Endometriose-Herde festgestellt, die erfolgreich entfernt werden konnten.
Es kann durchaus möglich sein, dass langanhaltende Partnerschaftsprobleme – ich lebe in einer platonischen Beziehung – bzw. ungelöste Konflikte, die in der Biographie liegen, sowie mangelnde Möglichkeiten zur Realisierung eigener Ideen zu gynäkologischen Erkrankungen führen können. Einen Anhaltspunkt dafür sehe ich in meiner Biographie. Insgesamt gesehen würde ich mich auch aus heutiger Sicht für eine Entfernung der Gebärmutter entscheiden, insbesondere weil alternative Möglichkeiten keine Erleichterung brachten. Da jedoch mit der Entfernung der Gebärmutter (oder eines anderen Organs) nicht die eigentliche Ursache beseitigt wird, insbesondere im Hinblick auf die Beziehung Körper, Geist und Seele, bin ich dabei, seelische Konflikte, egal worauf diese zurückzuführen sind, adäquat aufzuarbeiten und zu erledigen, um wirklich „gesund“ zu werden. Ich finde es klasse, dass es Frauengesundheitszentren gibt, wo Frauen bei gesundheitlichen Problemen Entscheidungshilfen angeboten bekommen.

Literatur- und Quellenverzeichnis

AQUA Institut. Gynäkologische Operationen. Bundesauswertung 2012. *Göttingen 2013* *https://www.sqg.de/downloads/Bundesauswertungen/2012/bu_Gesamt_15N1-GYN-OP_2012.pdf*

Ärzteblatt online, 23.07.2014, „Morcellation" des Uterus kann Karzinom verschleppen. *http://www.aerzteblatt.de/nachrichten/59478/Morcellation-des-Uterus-kann-Karzinom-verschleppen*

Aign, W. u. a. Die große GU Nährwert-Kalorien-Tabelle 2014/15. *München 2013*

Beckermann, M. Der Menstruationszyklus. *In: FFGZ e.V. Berlin. Clio Nr. 53 „Hormone". Berlin, 2001*

Beckermann, M. u.a. Frauen-Heilkunde und Geburtshilfe. *Basel 2004*

Bentz, P. Eisenmangel und Blutarmut. *In: FFGZ e.V. Berlin. Clio Nr. 78 „Chronische Erkrankungen auf dem Prüfstand". Berlin 2014*

Bitschnau, M. u. a. (Hrsg.) Homöopathie in der Frauenheilkunde: Integrative Therapiekonzepte für Klinik und Praxis. *München 2006.*

Brachhold, G. u. a. Das Myomkochbuch. *Würzburg 2011*

Braune, D. Die naturheilkundliche und homöopathische Begleitung bei operativen Eingriffen. *Stuttgart 2012*

Buse, G. „…als hätte ich ein Schatzkästlein verloren." *Münster, 2003*

Debus, G. Gebärmutterentfernung!? Organerhaltende Operationsmethoden bei Erkrankungen der Gebärmutter. Eine Entscheidungshilfe für betroffene Frauen. *Würzburg, 2010*

Der Senator für Arbeit, Frauen, Gesundheit, Jugend und Soziales (Hg.) Frauengesundheitsbericht Bremen 2001. *Bremen, 2001 www.bremen.de/info/frauengesundheitsbericht/*

Ehret-Wagener, B. Was Sie vor jeder Unterleibsoperation wissen und bedenken sollten. *In: Ehret-Wagener, B. u. a.,1994*

Ehret, B., Roepke-Buncsak, M. Frauen - Körper – Gesundheit – Leben. *München, 2008*

Ehret-Wagener, B. u. a. Die Gebärmutter – das überflüssige Organ? *Reinbek, 1994*

Eustachi, A. u. a. Uterus myomatosus - Neue Therapiestrategien. *In: Gauwerky, 2003*

EWHNET (European Womens's Health Network). Länderbericht Bundesrepublik Deutschland. *Hannover, 2000.*
Bestelladresse: Landesvereinigung für Gesundheit Niedersachsen, 30165 Hannover, Tel. 0511-3500052

FFGZ 2001. Gebärmutterentfernung – häufig ein vermeidbarer Eingriff. *Berlin, 2001*

Fischer, H. Frauenheilbuch. *München, 2004*

Fischer, H. Frauenheilpflanzen: Wirkungen, Hausmittel und praktische Selbsthilfetipps. *München, 2012*

Gauwerky, J. Uterus myomatosus. *Berlin, 2003*

Gerhard, Ingrid u. a. Die neue Pflanzenheilkunde für Frauen. *München, 2011*

Gesundheitsberichterstattung des Bundes. Diagnosedaten der Krankenhäuser ab 2000. ICD 10: D 25. *www.gbe-bund.de*

Gimbutas, M. Die Sprache der Göttin. *Frankfurt, 1995*

Graf, F. Ganzheitliches Wohlbefinden. Homöopathie für Frauen. *Freiburg, 2003*

Khan, A. et al. Uterine fibroids: current perspectives. *Int J Womens Health 6 (2014) 95 – 114. www.gyn-depesche.de 140826*

Koppe, A. Mut zur Selbstheilung. *Würzburg, 2004*

Korell, M. Neue Aspekte der Adhäsionsprophylaxe. *In: Gauwerky, 2003*

Korell, M. u. a. Adhäsionen nach endoskopischer Myomenukleation. *In: Gauwerky, 2003*

Love, S. Das Hormonbuch. *Frankfurt, 1997*

Lethaby, A. et al. Pre-operative GnRH analogue therapy before hysterectomy or myomectomy for uterine fibroids. *Cochrane Database Syst Rev 2001; (2): CD0005427. http://www.ncbi.nlm.nih.gov/pubmed/11405968*

Lethaby, A. et al. Progesterone or progestogen-releasing intrauterine systems for heavy menstrual bleeding. *Cochrane Database Syst Rev 2005; (4): CD002126. http://www.ncbi.nlm.nih.gov/pubmed/16235297*

Lethaby, A. et al. Fibroids (uterine myomatosis, leiomyomas). *Clin Evid 2011 http://www.ncbi.nlm.nih.gov/pmc/articles/PMC3217738/*

Madejsky, M. Lexikon der Frauenheilkräuter. *München, 2008*

Mayer, S. Techniker Krankenkasse, *E-Mail. 29. Juli 2014*

Metwally, M. et al. Surgical treatment of fibroids for subfertility. *Cochrane Database Syst Rev 2012; (11): CD003857. http://www.ncbi.nlm.nih.gov/pubmed/23152222*

Müller, A. u. a. Hysterektomie – ein Vergleich verschiedener Operationsverfahren *http://www.aerzteblatt.de/archiv/75237/Hysterektomie-ein-Vergleich-verschiedener-Operationsverfahren*

Northrup, C. Frauenkörper Frauenweisheit. *München, 2010*

Ohlig, A. Die bewegte Frau. *München, 2004*

Patzek, S. Traditionelle Chinesische Medizin für Frauen. *München, 1999*

Pröll, G. Die „glückliche" Gebärmutter. *Würzburg, 2014*

Prütz, F. u. a. Prävalenz von Hysterektomien bei Frauen im Alter von 18 bis 79 Jahren. Ergebnisse der Studie zur Gesundheit Erwachsener in Deutschland (DEGS1). *in: Bundesgesundheitsblatt 2013, 56:716-722. Online publiziert: 27. Mai 2013. http://edoc.rki.de/oa/articles/rebLpzQ3JZs2E/PDF/252VO5xTs5I.pdf*

Prütz, F. u. a. Hysterektomie. *Hrsg. Robert Koch-Institut Berlin, 2014. GBE kompakt 5(1). http://www.rki.de/DE/Content/Gesundheitsmonitoring/Gesundheitsberichterstattung/GBEDownloadsK/2014_1_hysterektomie.pdf?__blob=publicationFile*

Rabe, T. Neuentwicklungen in der medikamentösen Myomtherapie mit Ulipristalacetat. *In: Gyne Sonderdruck 05/2014. www.gyne.de*

Rebstock, U. Medizinisches Qi Gong bei Unterleibserkrankungen. *In: FFGZ e.V. Berlin. Clio Nr. 57 „(Be)Fundort Unterleib". Berlin, 2003*

Reddemann, L. Eine Reise von 1000 Meilen beginnt mit dem ersten Schritt. *Freiburg, 2004*

Robert Koch-Institut (RKI). DEGS: Studie zur Gesundheit Erwachsener in Deutschland. *Berlin, 2009*

Sangkomkamhang, US. et al. Progestogens or progestogen-releasing intrauterine systoms for uterine fibroids. *Cochrane Database Syst Rev 2013; (2): CD008994. http://www.ncbi.nlm.nih.gov/pubmed/23450594*

Schindele, E. Der Aufstieg der Gynäkologie… *In: EWHNET, 2000*

Schönig, K. Luna-Yoga für mich (CD). *München, 2008. Zu beziehen über: FrauenGesundheitsZentrum München, www.fgz-muc.de*

Schuligoi, E. Frauenkastration. *Salzburg, 2013*

Statistisches Bundesamt. Fallpauschalenbezogene Krankenhausstatistik (DRG-Statistik), Diagnosen und Prozeduren der vollstationären Patientinnen und Patienten in Krankenhäusern 2012. *www.destatis.de*

Statistisches Bundesamt. Krankenhausstatistik – Diagnosedaten der Patienten und Patientinnen in Krankenhäusern 2012. *www.destatis.de*

Stratenwerth, I. Verschwiegene Operationen. *In: Ehret-Wagener, B. u. a.,1994*

Struck, D. u. a. Wirksame Hilfe bei Myomen. *Stuttgart, 2000*

Fachwörter

Abrasio	Ausschabung. Entfernung der oberen Schicht der Gebärmutterschleimhaut
Adhäsion	Verwachsungen von Organen oder Geweben. Sie können nach einer OP* entstehen
Adnexe	Eileiter und Eierstöcke
Anämie	Die Anzahl der roten Blutkörperchen oder des Hämoglobins* ist zu niedrig.
Anatomie	Lehre vom Aufbau des Menschen,
Benigne	Gutartig
Cavum uteri	Gebärmutterhöhle
Corpus uteri	Gebärmutterkörper
Cervix uteri	Gebärmutterhals
Computertomograf (CT)	Gerät, das mit Hilfe von Röntgenstrahlen ein genaueres Bild als eine klassische Röntgenaufnahme ermöglicht.
Descensus uteri	Gebärmuttersenkung
Douglasraum	Bauchfellfalte zwischen Darm und Gebärmutter
Embolisation	Endoskopische* OP*, Blutzufuhr wird verstopft
Endometrium	Gebärmutterschleimhaut
Endometriumablation	Entfernung der Gebärmutterschleimhautschicht
Endoskopie	Hier: Oberbegriff für Laparoskopie* und Hysteroskopie*
Enukleation	Hier: operatives Ausschälen von Myomen
Fibrom	Gutartige Bindegewebsgeschwulst
Exstirpation	Operative Entfernung eines Tumors oder Organ(teil)s
Fibromyom	Myom mit Bindegewebe zwischen glatten Muskelzellen
Fundus	Der obere Teil der Gebärmutter
Gestagene	Synthetisch produzierte Hormone, die dem Gelbkörperhormon ähnlich sind
GnRH-Agonist/ Analoga	Synthetisch produziertes Hormon. Es stoppt über das Gehirn die Produktion der Geschlechtshormone der Frau

Hämoglobin	Rotes, eisentransportierendes Eiweiß in den roten Blutkörperchen, das den Transport des Sauerstoffs von der Lunge zu allen Körperzellen ermöglicht
Harninkontinenz	Blasenschwäche
Homöopathie	Verfahren, bei dem mit Substanzen in niedriger Dosierung behandelt wird, die – in großen Mengen genommen – den Beschwerden ähnliche Symptome hervorrufen
Hormone	Körpereigene chemische Botenstoffe, die über den Blutkreislauf Informationen von einem Ausgangsort zu einem Ziel bringen
Hyperplasie (des Endometriums*)	Verdickter Aufbau der Gebärmutterschleimhaut
Hysterektomie (total)	Entfernung der Gebärmutter
H., abdominal/vaginal	Über den Bauch/durch die Scheide
H., suprazervikal	Der Gebärmutterkörper wird entfernt, der Gebärmutterhals bleibt erhalten
Hysteroskopie	Endoskopische* Gebärmutterspiegelung
Iatrogen	Durch die ÄrztIn verursacht, durch diagnostische oder therapeutische Einwirkung, auch durch Worte.
IVF	In-vitro-Fertilisation: künstliche Befruchtung, außerhalb des Körpers
Intraligamentär	Zwischen den Gebärmutterbändern liegend
In statu nascendi	Myom, gestielt submukös*, das durch den Gebärmutterhals herausschaut
Intramural	In der Muskelwand der Gebärmutter liegend
Katheter	Dünner Schlauch, durch den Flüssigkeiten oder anderes in den Körper oder aus dem Körper transportiert werden
Kernspintomografie	Identisch mit Magnetresonanztomografie*
Koagulation	Zerstörung von Gewebe durch Hitze
Kürretage	Siehe Abrasio
Laparoskopie	OP* bei der nach kleinen Schnitten die Instrumente durch dünne Rohre in den Bauchraum gebracht werden
Laparotomie	OP* mit Bauchschnitt

LASH	Laparoskopische Entfernung des Gebärmutterkörpers; der Gebärmutterhals bleibt
LAVH	Vaginale* Entfernung der Gebärmutter mit gleichzeitiger Laparoskopie*
Leiomyom	Myom aus glatten Muskelfasern
Lokalanästhesie	Örtliche Betäubung, die Frau ist bei Bewusstsein
Magnetresonanz-tomografie(MRT)	Computergestütztes Verfahren mit magnetisch hergestellten Radiowellen, das schichtweise dreidimensionale Bilder liefert
Maligne	Bösartig
Menopause	Zeitraum von ca. einem Jahr nach der letzten Monatsblutung
Menstruation	Monatsblutung, Periode
Morcellieren	Zerkleinern von Gewebe im Bauchraum, bei Bauchspiegelungen
Myometrium	Dicke Wand aus glatten Muskelzellen u. Bindegewebe, die mittlere Schicht der Gebärmutter
Myom	Gutartige Geschwulst an oder in der Gebärmutter
Myomektomie/ Myomenukleation	Entfernung von Myomen
OP	Operation
Östrogen	Wird in den Eierstöcken gebildet (v. a. in der ersten Zyklushälfte und in der Schwangerschaft) und auch in den Nebennierenrinden und im Unterhautfettgewebe
Ovar	Eierstock
Physiologie	Lehre von den physikalischen und biochemischen Vorgängen
Phytopharmakon	Pflanzenpräparat
Phytotherapie	Behandlung mit Pflanzenpräparaten
Plastik	Z. B. Scheidenplastik: Wiederherstellen der Form, z. B. durch Nähen; hat nichts zu tun mit Plastik im Sinne von Kunststoff
Progesteron	Hormon, das vor allem vom Gelbkörper nach dem Eisprung gebildet wird und in der Schwangerschaft
Psychosomatisch	Körperliche Symptome oder Beschwerden haben eine Verbindung mit seelischem Geschehen

Rezidiv	Wiederauftreten einer Symptomatik
Sarkom	Bösartige Geschwulst des Bindegewebes
Serosa	Hier: Die äußere Haut der Gebärmutter
Submukös	Unter der Schleimhaut innen in der Gebärmutter liegend
Subserös	Unter der äußeren Haut der Gebärmutter liegend
TLH	Totale laparoskopische Hysterektomie, Entfernung der Gebärmutter per Bauchspiegelung
Totaloperation	Wird uneinheitlich verwendet: 1. Entfernung der Gebärmutter. 2. wie oben plus Entfernung der Eierstöcke und Eileiter
(Trans)vaginal	Durch die Scheide
Tube	Eileiter. Verbindung zwischen Eierstöcken und Gebärmutter
Tumor	Geschwulst, gut- oder bösartig
Ultraschall-untersuchung	Mittels Hochfrequenz-Schallwellen werden innere Organe auf einem Bildschirm sichtbar gemacht
Ureter	Harnleiter. Verbindung zwischen Niere und Blase
Urethra	Harnröhre. Führt von der Blase aus dem Körper hinaus
Uterus myomatosus	Gebärmutter mit einem oder mehreren Myomen* (s. o.)
Vagina	Scheide
Zervix	Gebärmutterhals; das untere Drittel der Gebärmutter

FrauenGesundheitsZentren in Deutschland

Feministisches Frauengesundheitszentrum Berlin
Bamberger Str. 51, 10777 Berlin
Tel.: 030 - 213 95 97
ffgzberlin@snafu.de www.ffgz.de

FrauenGesundheitsZentrum Bremen
Elfsflether Str. 29, 28219 Bremen
Tel.: 04 21 - 380 97 47
fgzbremen@aol.com www.fgz-bremen.de

Frauen- und Mädchengesundheitszentrum Medea
Prießnitzstr. 55, 01099 Dresden
Tel.: 03 51 - 849 56 79
medea-dresden@gmx.de www.medea-dresden.de

Feministisches Frauengesundheitszentrum Frankfurt
Kasseler Str. 1a, 60486 Frankfurt / M.
Tel.: 069 - 70 12 18
mail@ffgz-frankfurt.de www.ffgz-frankfurt.de

Frauen- und MädchenGesundheitsZentrum Freiburg
Baslerstr.8, 79100 Freiburg
Tel.: 07 61 - 202 15 90
info@fmgz-freiburg.de www.fmgz-freiburg.de

FrauenGesundheitsZentrum Cara e.V.
Groner Str.32 -33, 37073 Göttingen
Tel.: 05 51 - 48 45 30
fgz@fgz-goettingen.de www.fgz-goettingen.de

Frauen – und MädchenGesundheitsZentrum Region Hannover e.V.
Escherstr. 10, 30159 Hannover
Tel.: 05 11 - 300 45 46
info@fmgz-hannover.de www.fmgz-hannover.de

FrauenGesundheitsZentrum Heidelberg e.V.
Alte Eppelheimer Str. 38, 69115 Heidelberg
Tel.: 0 62 21 - 213 17
info@fgz-heidelberg.de www.fgz-heidelberg.de

Feministisches Frauengesundheitszentrum Hagazussa
Roonstr. 92, 50674 Köln
Tel.: 02 21 - 23 40 47
info@frauengesundheitszentrum-koeln.de
www.frauengesundheitszentrum-koeln.de

Frauenkommunikationszentrum Aranat
Steinrader Weg 1, 23558 Lübeck
Tel.: 04 51 - 408 28 50
info@aranat.de www.aranat.de

FrauenGesundheitsZentrum München e.V.
Grimmstr.1, 80336 München
Tel.: 089 - 129 11 95
fgz@fgz-muc.de www.fgz-muc.de

Frauen- und Mädchengesundheitszentrum Nürnberg e.V.
Fürther Str. 154 Rgb., 90429 Nürnberg
Tel.: 09 11 - 32 82 62
info@fmgz-nuernberg.de
www.fmgz-nuernberg.de

Frauen & MädchenGesundheitsZentrum Offenburg e.V.
Hindenburgstr. 28, 77654 Offenburg
Tel. 07 81 - 919 48 27
fmgz-offenburg@web.de
www.fmgz-offenburg.de

FrauenGesundheitsZentrum Regensburg
Grasgasse 10, 93047 Regensburg
Tel.: 09 41 - 816 44
fgz-regensburg@gmx.de www.fgz-regensburg.de

Feministisches Frauengesundheitszentrum Stuttgart
Kernerstr. 31, 70182 Stuttgart
Tel.: 07 11 - 29 63 56
ffgz.stuttgart@gmx.de www.ffgz-stuttgart.de

Wiesbadener Frauengesundheitszentrum Sirona
Schiersteiner Str.21 II, 65187 Wiesbaden
Tel.: 06 11 - 30 16 94
fgz-sirona@t-online.de www.fgz-sirona.de

Bundesverband der Frauengesundheitszentren c/o FFGZ e.V.
Bamberger Str. 51, 10777 Berlin
bv@frauengesundheitszentren.de